胃がん・大腸がんを治す、防ぐ!

最先端医療が命を守る

近藤慎太郎
Kondo Shintaro
医学博士　日本消化器内視鏡学会指導医
近藤しんたろうクリニック院長

さくら舎

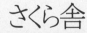

はじめに

本書を手に取っていただき、まことにありがとうございます。

私の専門は、胃や大腸といった臓器を診る消化器内科です。

毎日胃カメラや大腸カメラの検査を1日20件ほど行い、早期のがんを見つけた場合には、内視鏡で切除する治療 Q48参照 を行っていました。

最先端の医療にたずさわり、大きなやりがいを感じていましたが、私の中で徐々に問題意識が芽生えていきました。というのは、内視鏡治療など、医療の恩恵を最大限に受けられる患者さんがいる一方で、がん検診など意識したこともなく、具合が悪いのを何ヶ月も我慢したあげくに、非常に進行した状態のがんで病院に担《かつ》ぎ込まれるという方も後を絶たなかったからです Q15参照 。

「がんになったらおしまい」と考えている方もたくさんいると思いますが、本書で取り上げた**胃がん**と**大腸がん**は、そのほとんどが**早期発見すれば治るがん**ですし、そもそも**がんになるリ**

スクは下げられるのです（Q33、64参照）。

その情報を知らないばっかりに、治るがんで命を落としてしまう人が、胃がんと大腸がん合わせて、**年間およそ10万人**もいるのです（Q2、53参照）。

これは非常に悲しいことですし、日本が解決しなくてはいけない喫緊《きっきん》の課題とも言えます。

ぜひともその一助になりたいと思って、私は本書を執筆しました。


本書では様々な工夫をこらしました。

まず、全体が**Q&A方式**になっています。1問1問の分量はそれほど多くはなく、半ページから1ページで読めるものがほとんどです。

「1冊を最初から最後まで順番にしっかり読みこなさなくてはいけない」と思うと億劫《おっくう》ですが、**本書はどこからでも、自分の興味がある設問から**読んでいただければ結構です。

そして、この「はじめに」の本文でもすでに出ているように（Q●参照）という形で、関連がある設問をすぐに参照できるようにしています。辞書のようでいて、なおかつ有機的に繋《つな》がるような構成を心がけました。

設問の内容も、実は私にとっては1つのチャレンジでした。

私自身にとって都合のよい設問だけを並べるということは一切せず、医療従事者ではない私の知人や編集者から、**「こういうことを聞きたい」というリクエスト**を集めて構成しました。

なかには、

「大腸カメラと胃カメラは同じ日にできるのでしょうか？」Q80参照

「がんは遺伝しますか？」Q88参照

「がんの自然治癒はありますか？」Q90参照

「がん検診は何歳まで受ければいいのですか？」Q99参照

といった、「なるほど、みなさんはこういうことが知りたいのか！」という気づきを私に与えてくれた質問や、

「自覚症状がでたときは、もう治ることは難しいですか？」Q15参照

「検査の見落としを防ぐにはどうしたらいいですか？」Q21参照

「がんの生存率が病院によって差があるのはなぜですか？」Q94参照

「高齢の医師は避けたほうがいいでしょうか？」Q96参照

など、自分だけで構成を考えていたら、**答えにくくて無意識的に避けていたかもしれない質問**もありました。

そのような質問からも一切逃げず、ウンウン苦しみながらも、真摯《しんし》に、愚直にお答えしたつもりです。

そして最後の設問に、**一番大切なメッセージ**を込めましたQ100参照。

本書の執筆には非常に苦労しましたが、その分かゆいところに手が届く、とても充実した内容になっています。
「えっ、そうなの!?」と思うことがたくさんあるはずです。まずはリラックスして読み始めていただければ幸いです。

近藤慎太郎

目次

第1章 胃がんを治す、防ぐ！

第2章　大腸がんを治す、防ぐ！

第3章　がんとはどう向き合えばいいのか

胃がん・大腸がんを治す、防ぐ！

——最先端医療が命を守る

Special thanks to Tatsushi Shimokuni and Ryo Usui.

第1章

胃がんを治す、防ぐ！

Q1 「がん」の特徴とは何ですか？

A ①自分勝手に増殖する、②浸潤《しんじゅん》、転移する、③悪液質です

がんの３つの特徴があります。それは、

① 自分勝手に増殖する

正常な細胞は適切な間隔で分裂を続け、一定の回数に到達すると、それ以上分裂できずに死んでいきます。

その一方、がん細胞は自分勝手に増殖し、**不死化**して止まらなくなってしまいます。

② 浸潤、転移する

がん細胞が増殖すると、周囲の正常な細胞を押しのけて、もともといた領域を越えて広がっていきます（浸潤）。

その後、リンパ管や血管に入り込み、その流れに乗って、遠く離れた他の臓器に到達し、そこでまた増殖を始めます（転移）。

③ 悪液質

がん細胞は、他の正常細胞が摂取するはずだった栄養分を、どんどん奪いとってしまいます。そのため、体が衰弱して、最終的に人を死に至らせます。

この３つの特徴を満たすものが「がん」で、胃にできれば「胃がん」、大腸にできれば「大腸がん」、と呼ばれます。

「悪性腫瘍《しゅよう》」という言葉もありますが、これは「がん」とほぼ同じ意味です。

では「良性腫瘍」というのは何でしょうか。

良性腫瘍は、①「自分勝手に増殖する」のですが、②「浸潤、転移」、③「悪液質」は起こしません。

代表的な良性腫瘍には子宮筋腫《しきゅうきんしゅ》などがあります。

Q2 胃がんは何種類あるのでしょうか？

A 20種類以上ありますが、80%以上は「管状腺がん」です

がんを分類する方法は何種類かあります。

たとえば「早期がんなのか進行がんなのか」Q4参照や、「胃のどの場所にできているか」でも分類することができます。

それによって**治療の方法が変わってくる**ので、それらも実際に重要な情報です。

では、胃がんの「性質」では何種類に分類されるのでしょうか？

まず大きく分けて、胃の粘膜からできる「上皮性腫瘍《しゅよう》」（いわゆる「がん」）と、粘膜の下のほうからできる「非上皮性腫瘍」に分けられます。

上皮性腫瘍はさらに10種類以上に分けられますが、一番多いのは**「管状腺《かんじょうせん》がん」**です。**胃がんの80％以上**はこのがんになります。

他に、悪性度が高い低分化型腺がんや印環細胞がんなどがあります。

次に非上皮性腫瘍ですが、神経が悪性化する「ＧＩＳＴ（ジスト：消化管間質腫瘍）」、筋肉の「平滑筋腫瘍」、リンパ球の「リンパ腫」などがあります。

分類方法にもよりますが、細かく分けていけば胃がんは**20種類以上**あります。

確定診断は、肉眼的な所見と、腫瘍の一部を採取して顕微鏡で確認する病理検査で行います。

Q3

30代でも胃がんになりますか？

A ありえます。胃がん患者の0・75％は40歳未満です

胃がんの患者数は男性では一番多く、女性では乳房、大腸に次いで3番目に多くなっています。また、死亡数は男女合わせて約4・5万人で、肺、大腸に次いで3番目に多いがんです。がん情報サービスのデータによれば、2014年に胃がんと診断された人は男女合わせて12万6149人でした。

そのうち30歳未満が139人（0・11％）、30代が809人（0・64％）、40代が2813人（2・23％）でした（グラフ参照）。

若ければ若いほどがんのリスクが少ないのは間違いありませんが、**胃がん患者の0・75％は40歳未満**という計算になります。意外と多い、と感じる方もいるのではないでしょうか。

年代別　胃がん罹患数

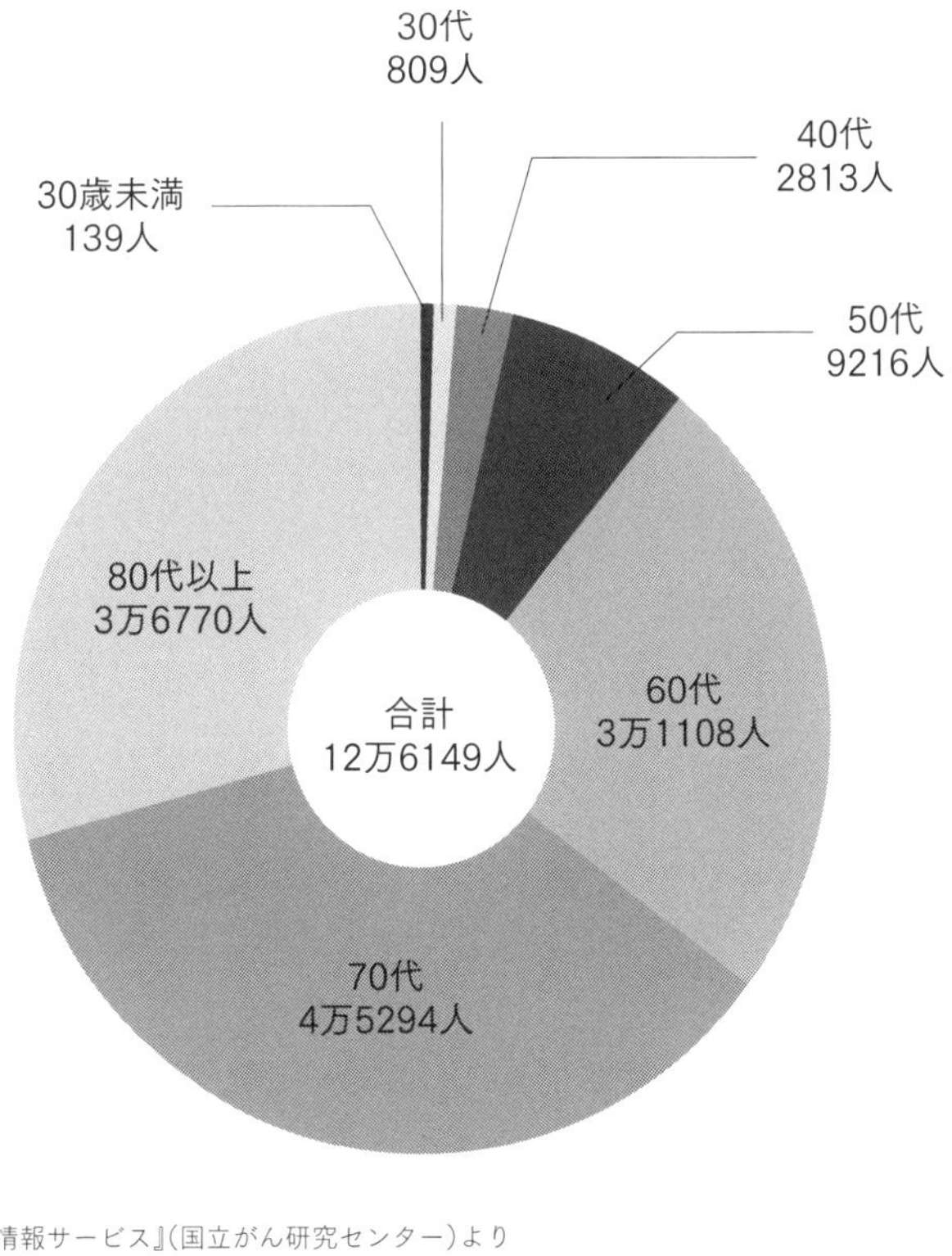

『がん情報サービス』(国立がん研究センター)より

Q4

「早期胃がん」と「進行胃がん」との違いは何ですか？

A 粘膜下層までが「早期胃がん」、もっと奥に進むと「進行胃がん」です

みなさんは、手術で治るものが「早期胃がん」で、手術ができずに抗がん剤治療になるのが「進行がん」と捉《とら》えているかもしれません。

現実的には別にそれでもかまわないのですが、正確な定義は少し違います。

胃の壁は図の通り、大きく**5つの層**に分かれています。

「粘膜層」から発生した胃がんは、増殖しながら「粘膜下層」、「筋層」と壁の奥へ奥へと進んでいきます。

奥へ行くほど太い血管やリンパ管があるので、そこにがん細胞が潜《もぐ》りこむと、**転移**していきます。

胃の壁の５つの層と胃がんの深達度

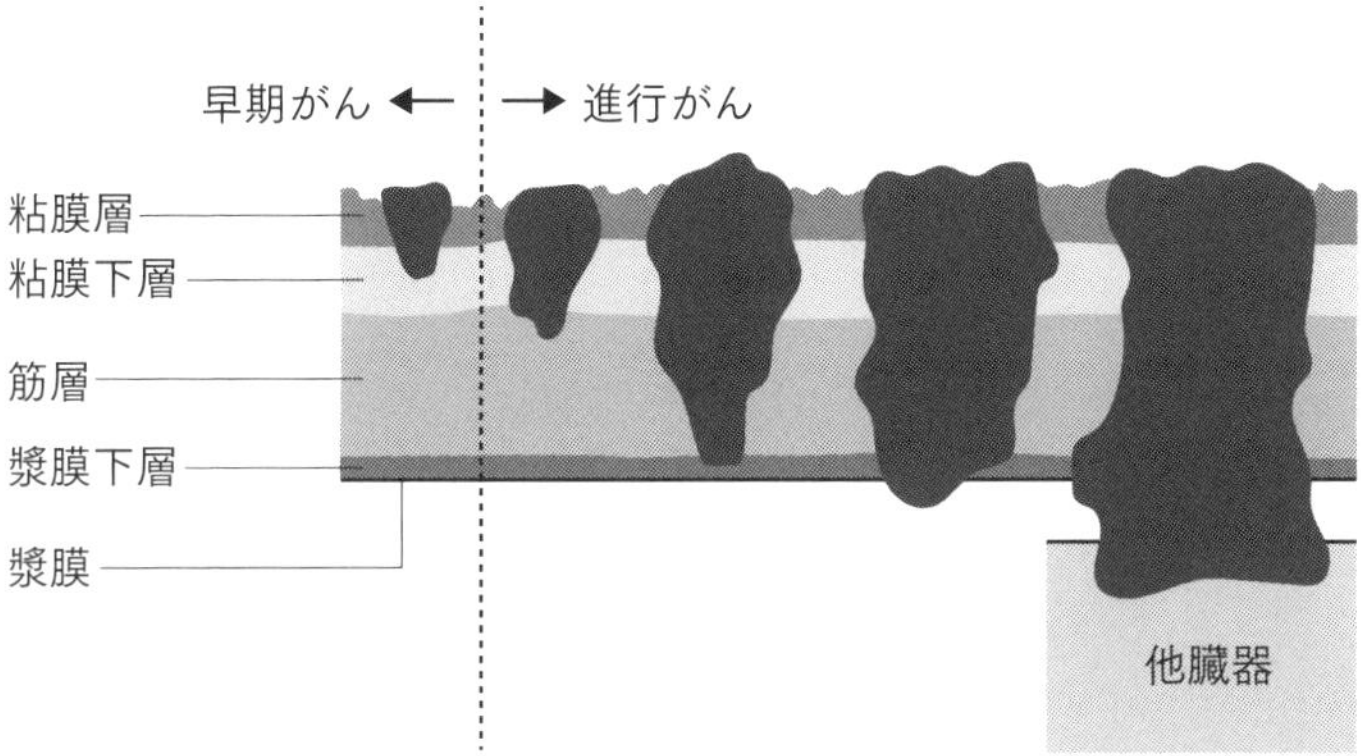

『がん情報サービス』（国立がん研究センター）より

また、さらに奥へと進んで漿膜《しょうまく》を突き破れば、胃に隣接した臓器（肝臓など）にがんが直接広がっていきます。

以上のように、胃がんの場合には、がん細胞が**胃の壁のどこまで進んでいるか**がもっとも重要なポイントになります。それによって**どの方法で治療するか**、もっといえば**完治を目指せるかどうか**が決まってきます。

そういった背景があるので、医学的には、**がん細胞が粘膜下層までにとどまるものを「早期胃がん」**、**それより奥に進展しているものを「進行胃がん」**と呼んでいます。

ただし、ここで大切な注意点があります。それは、**「早期胃がん」だからといって、必ず治**

るとか転移しないということではない、ということです。

たとえば「未分化がん」といってがんの中でも**悪性度の高いもの**であれば、早期胃がんであってもリンパ節転移の可能性が出てきます。

結局、胃の壁のどこまで進んでいるかが最重要なのは変わりませんが、さらにプラスアルファの要素（未分化がんなのか、など）を加味しながら診断していく必要があるのです。

もちろん、どんながんであっても、進行すればするほど命の危険性は高まりますので、**早い段階で見つけることが重要**という点は決して変わりません。

Q5 胃がんは転移しますか？

A リンパ節、肝臓、肺、腹膜などに転移します

胃がんは、粘膜にとどまっている間はまず転移しませんが、**粘膜下層に進んでリンパ管や血管に潜《もぐ》りこむと、転移の可能性が出てきます** Q4参照。

リンパ管に潜りこむと、まず胃からもっとも近いリンパ節に転移し、時間とともに次に近いリンパ節へと順番に転移していきます。

比較的早期の胃がんであれば、手術時に近くのリンパ節も一緒に切除することによって、完治を目指すことができます。

一方、いったん血液の流れに乗ってしまうと、**肝臓や肺など離れた臓器まで運ばれてしま**

い、そこで成長していきます。この場合は手術ですべてを取り切るということは難しくなるため、**抗がん剤**などでの治療が中心になっていきます。

もう一つ、**「腹膜播種《ふくまくはしゅ》」**という転移があります。

これは、がん細胞が胃の壁を突き破って、おなかの中（「腹腔《ふくくう》」といいます）にこぼれ落ち、お腹の中で増殖することをいいます。

そうすると、腹水が溜《た》まったり、腸が動きにくくなったりしてしまいます。この場合も、治療は抗がん剤を選択することになります。

Q6 進行の程度は、どのように調べるのですか？

A 胃カメラ、超音波内視鏡、腹部CT検査などで調べます

胃がんや大腸がんの場合は、進行の程度を知る上で、壁のどこまで進んでいるかがもっとも大事なポイントになります（Q4参照）。

それを調べるためにはいくつかの方法があります。

①**胃カメラ**を使ってがんの形を見る

がんが壁の奥に進むと、周囲の粘膜が引きつれたり、不自然な変形が起きたりします。また、がんの表面を拡大して観察すると、進行度別に特徴的な所見が見られることがあります。

② **超音波内視鏡**を使う

胃カメラの先端から超音波（エコー）を出して、がんが壁のどこまで進んでいるかを調べます。この検査は必須ではなく、精密な判断が必要になる場合に追加されます。

③ **腹部CT検査**を行う

①と②は、がんのある場所を詳細に観察して進行度を調べるというアプローチですが、全体を大局的に調べるためには腹部CT検査が有用です。胃の周囲のリンパ節や肝臓などに転移していないかどうかを調べることができます。

以上のような方法で進行の程度を判断しますが、どの方法も、基本的には**ある程度の目星をつける**ということに過ぎません。

たとえば手術を受けたけれども、その結果、思ったよりもリンパ節への転移が進んでいたので抗がん剤治療を追加した、といったケースもありえます。

つまり事前に明らかな転移がわかっている場合などを除けば、**正確な進行度というのは、手術の後にわかる**ことなのですQ7、8参照。

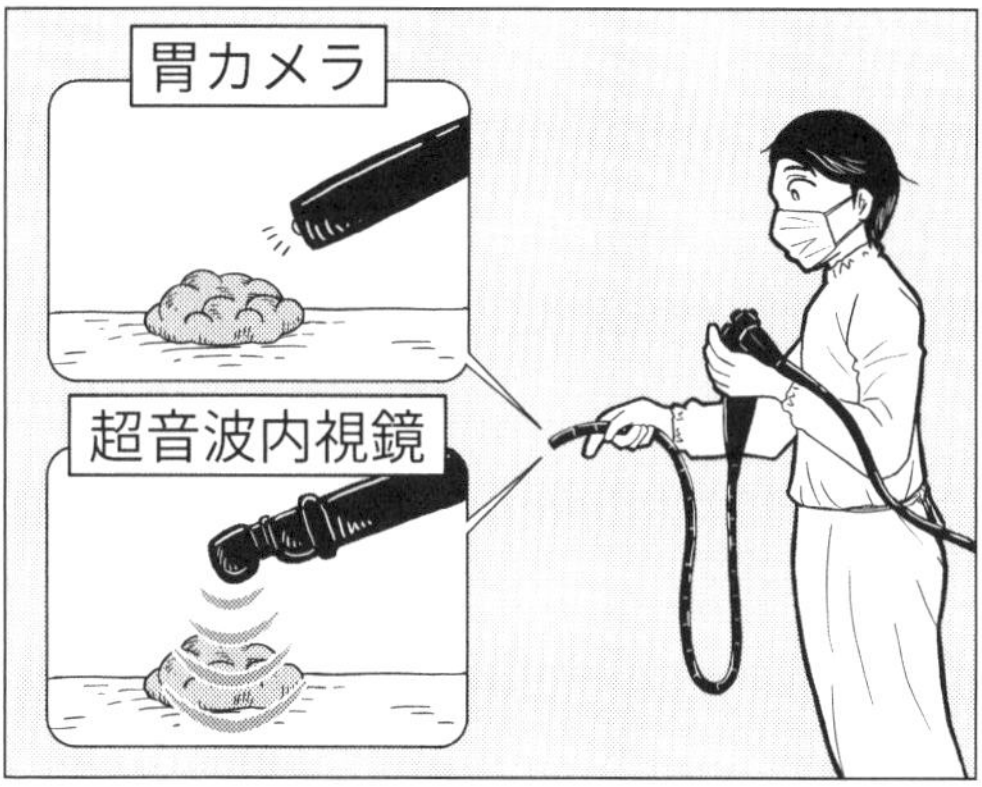
胃カメラ
超音波内視鏡

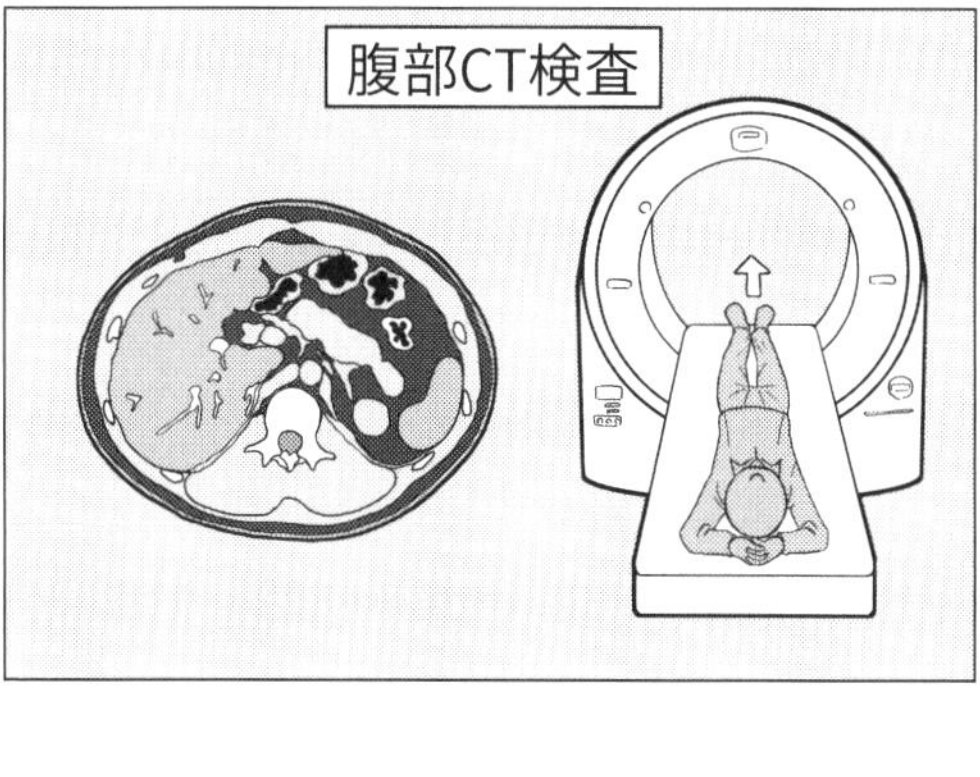
腹部CT検査

Q7

ステージ（病期）分類とは何ですか？

A がんの進行度がどの程度なのかを示す指標がステージ（病期）分類です

胃がんの場合、ステージは**「胃の壁への進行度」**と**「リンパ節や遠隔臓器への転移の有無」**の2つをもとにして定められています（表参照）。

ステージⅠとⅡはさらにAとB、ステージⅢはA～Cのサブグループがあり、かなり細かく分類されていることがわかります。

おおまかにいえば、「進行度」と「転移の数」のバランスを見ながら、少しずつ少しずつステージが進んでいきます。

一方、遠い場所にあるリンパ節や、他の臓器に転移している場合は、一律ステージⅣになります。

胃がんステージ（病期）分類

リンパ節 深さ・転移	転移リンパ節なし	転移リンパ節1〜2個	転移リンパ節3〜6個	転移リンパ節7〜15個	転移リンパ節16個以上	遠隔への転移（M1）
胃の粘膜／粘膜下層にとどまっている	ⅠA	ⅠB	ⅡA	ⅡB	ⅢB	Ⅳ
胃の筋層までにとどまっている	ⅠB	ⅡA	ⅡB	ⅢA	ⅢB	Ⅳ
漿膜下組織までにとどまっている	ⅡA	ⅡB	ⅢA	ⅢB	ⅢC	Ⅳ
漿膜を越えて胃の表面に出ている	ⅡB	ⅢA	ⅢA	ⅢB	ⅢC	Ⅳ
胃の表面に出た上に、他の臓器にもがんが広がっている	ⅢA	ⅢB	ⅢB	ⅢC	ⅢC	Ⅳ

『胃がん取り扱い規約第14版』、『第15版』より

ところで、ここでよくある誤解について解説します。

それは、「ステージ分類」と似ていて患者さんがよく間違えてしまう**「クラス分類」**と**「グループ分類」**についてです。

「クラス分類」「グループ分類」は、両方とも**病理検査の判定基準**になります。

病理検査というのは、採ってきた細胞や組織（細胞の集まり）を顕微鏡でよく見て、正常かどうかを診断する検査です。

たとえば子宮頸《しきゅうけい》がん検診では、大きな綿棒で子宮頸部の細胞を採って検査をします。また、胃カメラでは、盛り上がった所があれば、特殊な器具で組織を採ります。

そして**細胞の結果はクラス分類、組織の結果はグループ分類**で判定し、どちらであっても結果を1～5の5段階表示で表します。ごく大雑把《おおざっぱ》に言うと、「1」が正常の何でもないもので、数とともに徐々に悪性度が高まり、「5」が「がん」になります。

病理検査の結果で、

「グループ3が出てますね。再検査をお勧めします」

というと、これは本来「良性と悪性の中間」という意味なのですが、

「もうステージⅢなんですか！　もう助からないんですか!?」

とびっくりする方がいます。

同じ数字であっても、あくまでも**「クラス」や「グループ」と「ステージ」は全く違う概念**なので、どうぞご注意ください。

Q8 ステージ別の治療法を教えてください。

A ステージに応じて、内視鏡治療、外科手術、化学療法などがあります

胃がんの治療をどうするかは、ステージによって決まっています。図を参照してください（わかりやすさを優先して、簡略化しています）。

非常に早期の段階で発見できれば**「内視鏡治療」**になりますQ48参照。胃カメラを使って胃がんを切除する治療です。

手術のようにお腹を開けることはないので、回復も早く、**胃もほぼ１００％元の状態に戻ります。**体に対する負担は最小限で済みます。

少しステージが進むと、**「外科手術」**になりますQ50参照。オーソドックスな「開腹手術」の他に、条件がそろえば「腹腔鏡《ふくくうきょう》手術」が選択されます。一般的に、後者のほうが体に対する

胃がんステージ別治療法

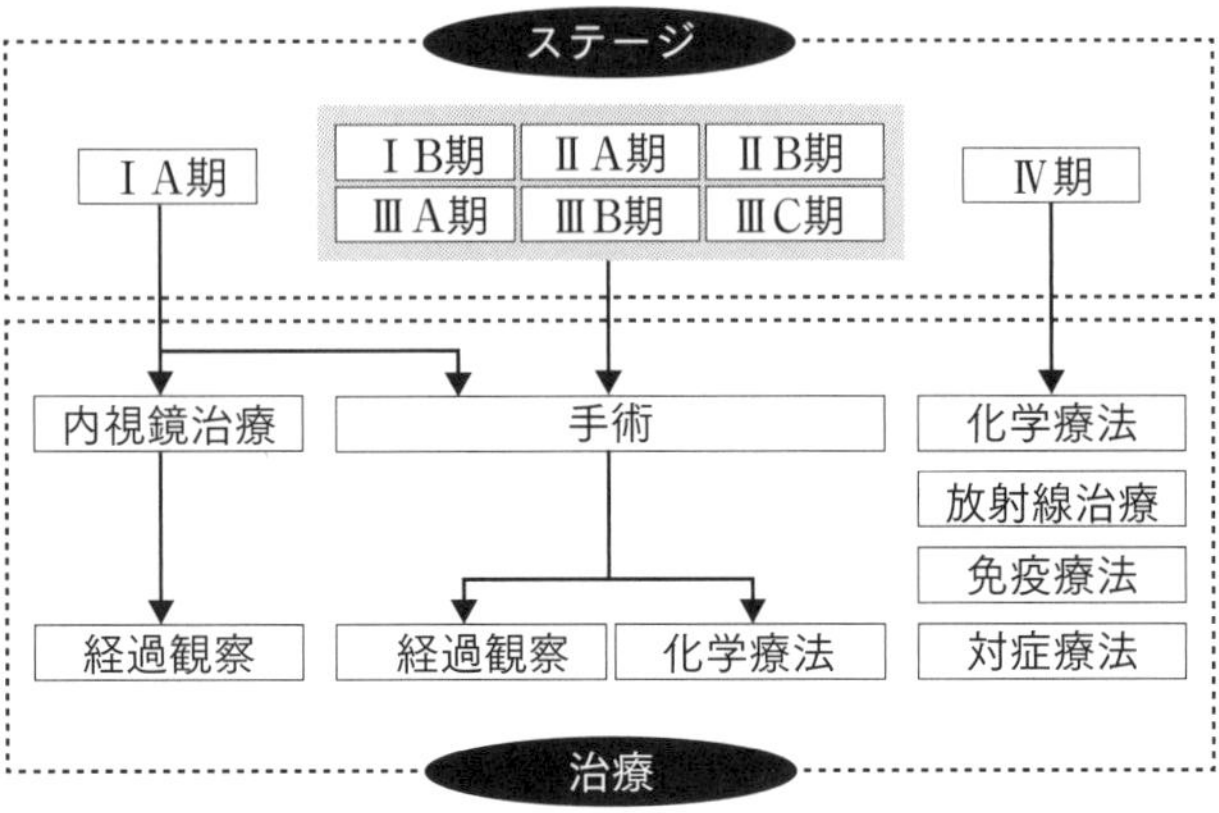

『胃癌治療ガイドライン第５版』『がん情報サービス』(国立がん研究センター)より

負担は少なくなります。

手術の結果、**小さながんが体の中に残っている可能性がある**と判断されれば、抗がん剤による「**補助化学療法**」を追加することがあります（Q52参照）。

次に、遠隔臓器への明らかな転移があれば、一般的には抗がん剤による「**化学療法**」が選択されます。

抗がん剤には様々な種類がありますが、現状ではがんだけをピンポイントで攻撃するものはなく、**多かれ少なかれ正常細胞への悪影響**（いわゆる副作用）が出てしまいます。

抗がん剤の副作用や、がん自体による痛み、精神的なストレスが強い場合には、それをコントロールするための**「緩和医療」（図の「対症療法」に相当）を併用し、できるだけ患者さん**

の負担を軽減するようにします。

これらの治療に近年**「免疫療法」**が加わり始めています Q10参照 。抗がん剤とは違い、免疫療法は、人体に備わっている免疫の能力を向上させてがんを撃退する治療法です。そのため副作用が少ないと考えられていますが、まだ発展途上にあり、残念ながら第一選択の治療法ではありません。

Q9

ステージによって5年生存率は変わってきますか？

A ステージが進行すればするほど、5年生存率は段階的に減っていきます

「5年生存率」は、がんが見つかってから5年後にもその人が生存している割合を示したものです。

がんと診断された人のデータを、多数の病院から集計して割り出した「平均値」になります。

もちろん、早期に見つかったのか進行してから見つかったのかで**生存期間は全然違ってくる**ので、5年生存率はステージ別に分かれています。

たとえば胃がんの場合、
ステージⅠで97・4％
ステージⅡで65・0％

ステージⅢで47・1％
ステージⅣで7・2％
合計すると74・5％です（注1）。

これは5年「相対」生存率と言って、がん以外の死因（心筋梗塞《しんきんこうそく》、脳卒中、交通事故など）で亡くなったケースを除いた数値です。

5年生存率は「5年後に生存している割合」なので、完治する人の割合ではありません。「5年後にもまだ闘病中」という人も含まれていますQ93参照。

また、診断してから5年以上たたないとデータを集計できないので、この5年生存率も2007～2009年に診断された人たちのデータを基に計算された結果です。医療は日進月歩なので、**胃がんと「今」診断されたとしたら、5年生存率はもう少し高くなる**と考えてよいでしょう。

いずれにしても、ステージが進行すればするほど、5年生存率は段階的に減っていきます。**「早期発見・早期治療」がいかに大切か**ということを示しています。

Q10

胃がんの免疫療法はありますか?

A 一部の胃がんに免疫チェックポイント阻害薬が用いられます

私たちの体には**「免疫細胞」**という、体内にある異物を除去する役目を持った細胞がいます。いわば**人体における警察のようなもの**です。

細菌やウイルスのように外から侵入してきたものはもちろん、がん細胞のように元々は自分の細胞であっても、性質が変化して害を及ぼすようになったものも除去の対象になります。

免疫療法は、そんな免疫本来の力を回復、もしくは増強させることによってがんを治療する方法で、世界各国で研究が進められています。

現在、もっとも注目を集めている免疫療法の1つとして、**「免疫チェックポイント阻害薬」**があります。

ノーベル医学賞を受賞した本庶佑《ほんじょたすく》先生が開発に携《たずさ》わったニボルマブ（オプジーボ®）や、ペムブロリズマブ（キイトルーダ®）などがあり、医療の現場で使われ始めています。

胃がんの免疫療法としてまず候補にあがるのはニボルマブですが、効果のある人とない人が比較的はっきり分かれており、なおかつ**どの人に効くのかがあらかじめ予想しづらい**という問題点があります。

そのため、従来の化学療法に取って代わるという段階には至っておらず、まだ**第一選択から使う薬ではありません。**

今後の発展に期待が寄せられています。

Q11

胃の病気にかかっていると胃がんになりやすいのですか？

A 共通の原因としてピロリ菌がいる場合は見かけ上ありえます

一昔前は、胃潰瘍ができると、その場所から胃がんが発生するリスクが上昇すると考える人もいましたが、現在では**ほぼ否定**されています。

ただし、胃の中にピロリ菌がいると、「慢性胃炎」、「胃潰瘍」、「胃がん」などの発症リスクがそれぞれ上昇します。

ということは、「ピロリ菌↓胃潰瘍」を起こした人は、「ピロリ菌↓胃がん」もありえるので、見かけ上は「胃潰瘍↓胃がん」の関係があるように見えます。

つまり、**胃潰瘍と胃がんは共通の祖先を持つ親類のような関係**です。

一方、同じ胃潰瘍であっても、鎮痛剤の多用などが原因で生じた場合は話が別です。ピロリ菌が原因ではないので、胃がんとはまったくの無関係です。

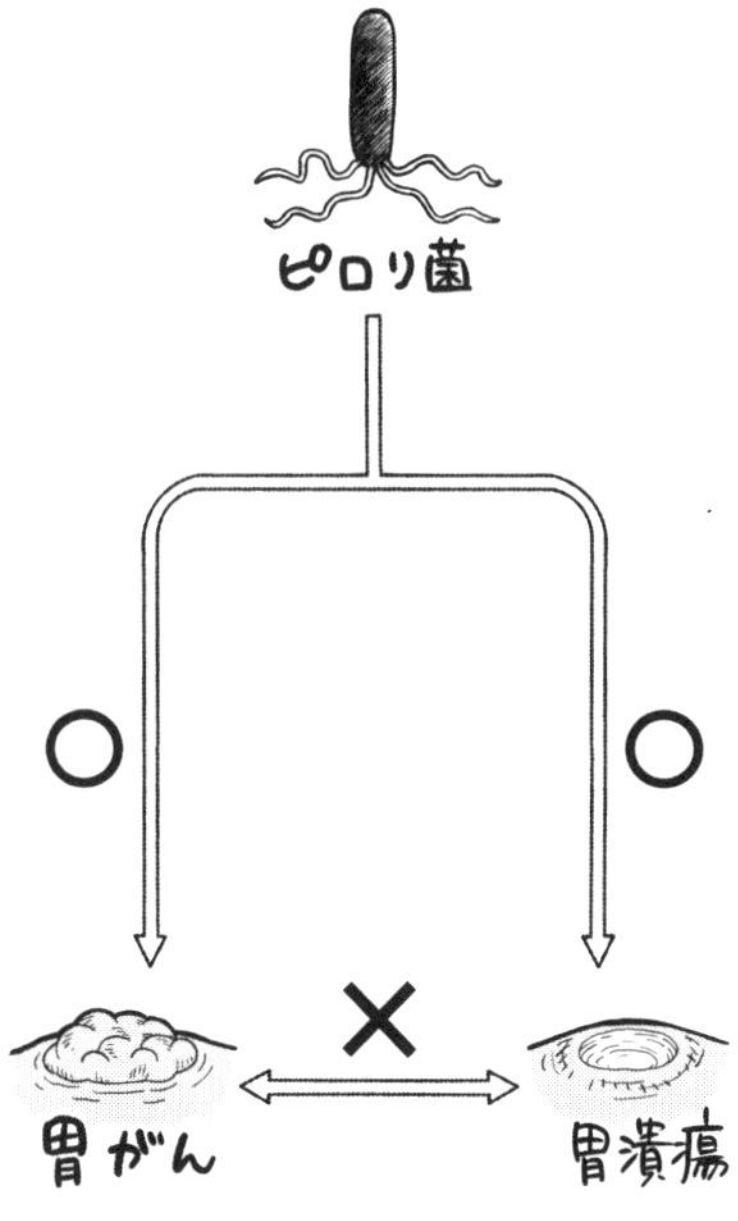

Q12

胃がんに、アルコール、タバコなどの生活習慣は関係していますか？

A 「タバコ」、「塩分過多」、「野菜と果物不足」が関係します

胃がんのリスクを上昇させる生活習慣として明らかだとわかっているものは、右の3種類です。特に**タバコは胃がんのリスクを1・6倍に高めます**（国際がん研究機構などの報告より）。

タバコは、肺がんとの関係ばかりがクローズアップされており、そのせいであたかも**肺がんだけに関係すると誤解されています。**タバコが「肺がん」のリスク因子であることは間違いありませんが、その他にも、「胃がん」を始め、計15種類のがんのリスク因子でもあることがわかっています（注2）。

一方、アルコールは「口腔《こうくう》がん」、「咽頭《いんとう》がん」、「喉頭《こうとう》がん」、「食道がん」、「大腸がん」、「肝臓がん」、「乳がん」のリスクを上げます。

多少意外な感じもしますが、アルコールが胃がんのリスクを上げることは証明されていません。

タバコ・アルコールは がんのリスク因子となる

タバコ	肺がん
	胃がん
	口腔がん
	咽頭がん
	喉頭がん
	食道がん
	大腸がん
	膵臓がん
	肝臓がん
	腎臓がん
	膀胱など尿路系のがん
	子宮頸がん
	鼻腔・副鼻腔がん
	卵巣がん
	骨髄性白血病
アルコール	口腔がん
	咽頭がん
	喉頭がん
	食道がん
	大腸がん
	肝臓がん
	乳がん

Q13 ピロリ菌は胃がんの原因になりますか？

A ピロリ菌は胃がんのもっとも大きな原因です

世界保健機関（ＷＨＯ）でも、ピロリ菌は「確実な発がん要因」に認定されています。

実際に、胃がんを起こした人にピロリ菌がいるかどうかを調べてみると、ほとんどが**現在ピロリ菌陽性**か、**過去にピロリ菌に感染していた**かのどちらかです。ピロリ菌に一度も感染したことがない方が胃がんを起こすことはめったになく、胃がん全体のおよそ１％にすぎないと考えられています（注3）。

ピロリ菌が胃の粘膜に感染すると、毒素を出して萎縮《いしゅく》性胃炎（慢性胃炎の一種）を起こします。たとえていえば、草原が焼け野原になるイメージです。

慢性的な炎症が起きている場所では、一般的に発がんのリスクが高まりますので（肝炎による肝がん、潰瘍性大腸炎による大腸がんなど）、**萎縮性胃炎が続くと胃がんができる**ことがあるのです。

ただし、ピロリ菌に感染したら絶対に発がんするというわけではなく、ピロリ菌陽性でも発がんしない人のほうが多数派です。

つまり、**ピロリ菌感染の影響力はとても強いけれども絶対ではなく、そこにプラスアルファの要因が重なって初めて胃がんができる**、ということです。

ちなみに、ピロリ菌は胃がんだけでなく、その他にも様々な病気の原因となることがわかっています。

ピロリ菌が引き起こす病気には、胃潰瘍や十二指腸潰瘍、慢性胃炎、胃ＭＡＬＴリンパ腫といった胃や十二指腸に関連するものから、特発性血小板減少性紫斑病といって「血を固める作用を持つ血小板が減る」という、どうしてその病気と関連するのかよくわからないものまであります。

Q14

胃がんの自覚症状にはどんなものがありますか？

A みぞおちの痛み、吐き気、胸やけ、食欲低下などがあります

しかしこれらの症状は胃潰瘍、逆流性食道炎、狭心症などであっても起こりえるので、**胃がんだけに特徴的という訳ではありません。**

また、胃がんが進行すると病変から出血することがあります。そうすると、血液が胃酸で黒く変色し、黒っぽい便が出ます。

また、がん全般に共通することですが、進行すると体重が減ってきます。

「最近お通じが黒い」「体重が減った」という人は、医療機関を受診するようにしてください。

Q15 胃がんの自覚症状が出たときは、もう治ることは難しいですか？

A そんなことはありません

とはいえ、確かに**胃がんは進行するまで症状が出にくい**がんの１つです。

胃がんのほとんどは早期発見すれば治ります。しかし、早期の胃がんでは自覚症状がない人が大多数を占めます。

つまり、当人が知らないうちに、がんが体の中で日々成長しているということがありうるのです。**胃がんの怖さはここにあります。**

症状がなくても、がん検診による定期的なチェックが大切です。詳しくは拙著『日本一まっとうながん検診の受け方、使い方』（日経ＢＰ社）も参照してください。

Q16 胃がんの検査にはどんな方法がありますか？

A 胃がんの検査には「バリウム検査」と「胃カメラ」があります

バリウム検査は、バリウムと発泡剤を飲んで、動く検査台の上で体の向きを変えながら、胃のレントゲン写真を撮る検査です。

胃カメラは、先端にレンズがついた細長いスコープを口（か鼻）から入れて、胃の中を観察する検査です。

どちらも有用な検査方法で、大きな医療機関であれば、日本全国どこでも受けられると考えて差し支えありません。ただし、それぞれ一長一短あるので、自分に合う方法を選択することが非常に大切ですQ19、24、25、26参照。

バリウム検査

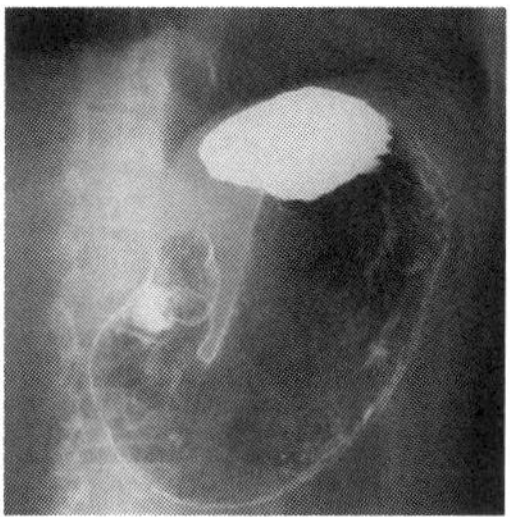

胃カメラ

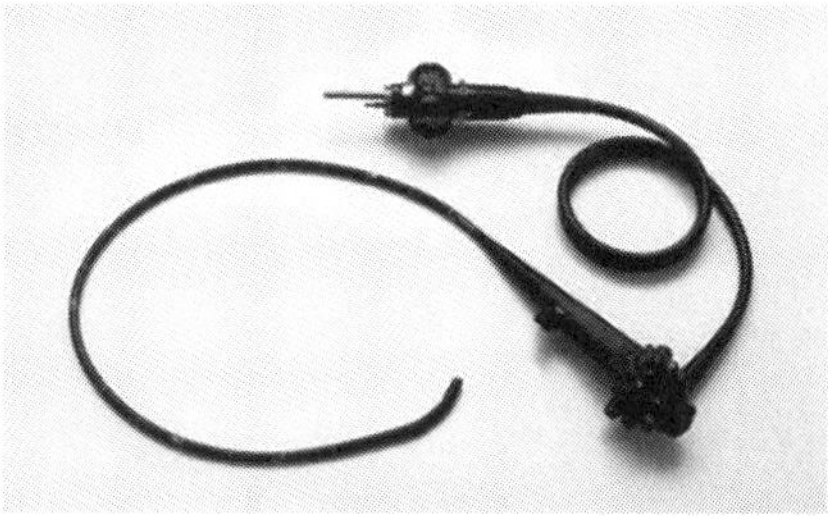

どちらの検査方法でも、事前の注意点は同じです。胃の中がカラになっていなければ、「食べたものが残っていて、よく見えなかった」ということになりかねませんので、検査当日は朝から食事ができませんQ21参照。

水分は水、お茶ぐらいであればかまいませんが、**牛乳やコーヒー、スープなどは避けてください。**

また、検査前日の夕食も、遅い時間にたくさん食べてしまうと検査の時に残っていることがあるので、**早めの時間に軽く済ませるように**しましょう。

常用薬がある人は、薬を処方している主治医に、**検査当日の朝は内服したほうがいいのかどうか確認**しておきましょう。

ただし、一般的に血圧を下げる薬は内服することをお勧めします。検査前に緊張して血圧が高くなりすぎると、最悪のケースでは検査が中止になってしまうからです。

また、血をサラサラにする薬（抗血栓薬）を続けるかどうかは専門家の判断が必要です。決して自己判断で中止しないようにしてください。

時々、お化粧をしっかりされている方がいますが、マニキュア、口紅、香水はＮＧと考えてください。

そして、医療機関には、できるだけ**公共の交通機関**を利用して行くようにしましょう。検査で思いのほか疲れたり、薬の影響でフラフラしたりすることがありますので、自転車や自動車は避けるようにしてください。

Q17 胃がん検査の費用はどれくらいかかりますか？

A 3割負担でバリウム検査約3000円、胃カメラ約4500円です

医療費はすべて保険点数で費用が決まっていて、1点＝10円で計算することになっています。

胃がん検査を保険診療で受けるとなると、バリウム検査は約1000点、胃カメラは約1500点になります（撮り方、使う薬によって変動します）。もし入っている保険が3割負担であれば、バリウム検査は約3000円、胃カメラは約4500円になります。

一方、**自治体のがん検診**として受ければ、**無料〜数百円**の負担で済みます。

Q18 ＡＢＣ検診（胃がんリスク検診）とは何ですか？

A 採血だけで胃がんのリスクを判定できる検査方法です

これは、ピロリ菌感染の有無を調べる「ピロリ（ＨＰ）抗体」と、胃粘膜萎縮《いしゅく》の有無を調べる「ペプシノゲン（ＰＧ）」という2つの採血項目を組み合わせて、胃がんのリスクがどれぐらいあるかを判定するという検査法です。

両方とも（＋）か（－）で判定するので、２×２＝４通りの組み合わせがあります。ＡＢＣ検診といいつつ、実はＡＢＣＤの4グループに分けられます。（図参照）

グループＡ…ピロリ菌感染がなければ抗体は作られず、胃の粘膜も萎縮しないので、ＨＰ抗体（－）、ＰＧ（－）になります。胃がんのリスクは極端に低くなります。

ABC検診の４グループ

	A	B	C	D
HP抗体	（－）	（＋）	（＋）	（－）
PG	（－）	（－）	（＋）	（＋）
リスク	低 → 高			

グループB・C…ピロリ菌に感染すると抗体は（＋）になります。その上で、萎縮がそこまで進行していなければPG（－）でグループBになり、萎縮が進行すればPG（＋）でグループCになります。

グループD…萎縮が高度に進行したグループです。実はピロリ菌は粘膜に萎縮を起こすくせに、萎縮が生じた粘膜には棲めなくなります。そのため、胃の粘膜全体に萎縮が進むと、ピロリ菌は絶滅していなくなってしまうのです。この状態がHP抗体（－）でPG（＋）のグループDで、**胃がんのリスクはもっとも高くなります。**

以上からわかるように、この検査方法は、**あくまで胃がんのリスクが高いか低いかを調べているだけ**であって、胃がん検診（胃カメラやバリウム検査）のように、その時点での胃がんの有無をチェックしているわけでは決してありません。

また、グループBの人たちがピロリ菌を除菌すると、**その後にグループAと判定されてしまう**ことも問題です。

除菌後も胃がんのリスクはゼロにならないのでQ33参照、除菌後の人を「胃がんのリスクがほとんどない人」と判定することは、深刻なトラブルを招きかねません。

このため、「有効性評価に基づく胃がん検診ガイドライン」２０１４年度版でも、**ＡＢＣ検診は有効性の評価が不十分**として推奨されていません。

Q19 胃カメラとバリウム検査、どちらのほうが、がん発見率が高いですか？

A 実ははっきりわかっていません

意外に思われるかもしれませんが、これについてはしっかりとしたデータがありません。

たとえば平成27年度の消化器がん検診全国集計によると、バリウム検査での胃がん発見率は**0・08％**（約４０００人／４９９万）で、胃カメラでは**0・20％**（６２２人／約32万人）でした。

ただしこれをもって、「胃カメラのほうが２・５倍多くのがんを見つけているのだから、優れている」とは言い切れません。

なぜなら、「ピロリ菌による胃炎が強いなど、リスクの高い人（イコール発がんしやすい人）

ほど胃カメラを受けている」だけなのかもしれないからです。つまり、胃カメラを受けているグループのほうが、もともと胃がんがたくさんいるだけなのかもしれません。

とはいえ、影絵のようなバリウム検査と、スコープを入れて内部を自由に観察し、必要があれば組織検査までできる胃カメラであれば、後者のほうが正確だといって差し支えないでしょう。バリウム検査で異常を疑えば、精密検査として胃カメラをすることになるのも、**胃カメラのほうが得られる情報が多くて優れている**とみなされているからです。

胃カメラの、もう1つ大切なメリットは、**食道の観察をしっかりできる**ことです。

今後、日本では胃がんが減って、食道がんが増えてくる可能性が十分あるので Q44参照、胃カメラとバリウム検査のどちらでもできる状況にあるのであれば、胃カメラを受けたほうがいいでしょう。

Q20 胃の検査は年１回で大丈夫でしょうか？

A 一般的には十分です

ＡＢＣ検診におけるグループＤの人は発がんのリスクがもっとも高く（Q18参照）、**１年間で約80人に１人が発がんする**と考えられています。

この場合、１年に１回の胃の検査は必須ですが、それさえきちんと受けていれば、胃がんで命を落とす可能性は非常に低くなります。

医療機関から１年に２回以上の定期検査を勧めることは、よっぽど疑わしい病変があって短期間で経過観察をしたい場合を除いて、ほとんどありません。

きわめて稀に、非常に速いスピードで進行する悪性度の高いがんというのもありえますが、レアケースを基準にして検査間隔を考える必要はないでしょう。

Q21 検査の見落としを防ぐにはどうしたらいいですか？

A 内服薬と食事に気をつけましょう

検査の見落としを防ぐことは、そもそも検査担当医が心を砕《くだ》くべき事柄ですが、検査を受ける側ができるポイントが2つあります。

1つは**内服薬**についてです。

必要不可欠な薬を除いて、検査前は内服しないほうが無難です。胃の中で溶けた薬が粘膜にベッタリと貼りつき、よく観察できなくなることがあるからです。

ただし、**「降圧剤」**は検査前でも内服するようにしましょうQ16参照。降圧剤を止めて血圧が上がり気味になっているところに胃カメラを受けると、**緊張や興奮で血圧が急上昇することがある**からです。

また、脳梗塞や心筋梗塞の後に内服する「抗血栓薬（血をサラサラにする薬）」も自己判断で止めることなく、止めるのか継続するのか、処方している医師の判断を仰ぎましょう。

もう1つは**食事**についてです。

前日の夕食が遅い時間だったり、ボリュームがあったりすると、検査当日まで食事の残りが胃の中に残っていて、十分に観察できなくなることがあります（特にネギや白菜など**繊維質が多い野菜**はよく見かけます）。

できるだけ早い時間に、消化の良いものを、しっかり咀嚼《そしゃく》して食べるようにしましょう。

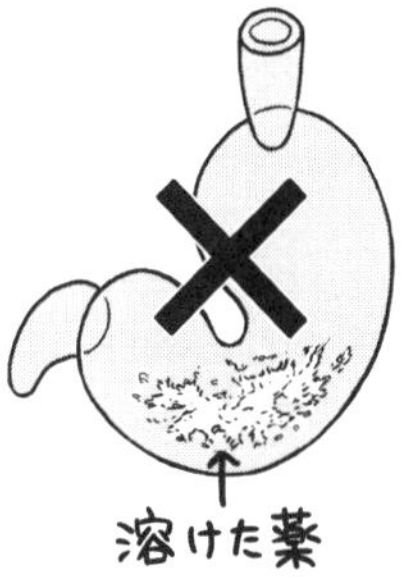

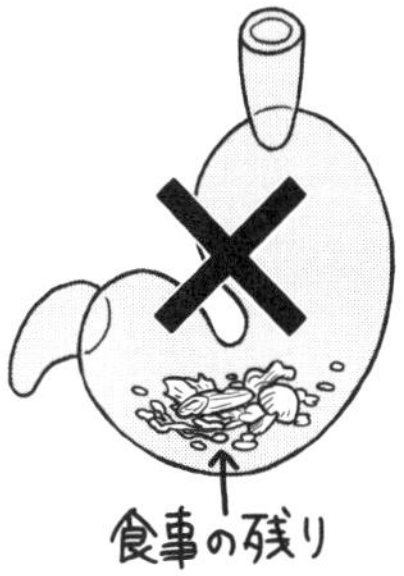

Q22

胃がん検査で合併症が起きることはありますか？

A 1000人～2500人に1人の割合と報告されています

日本消化器がん検診学会の報告（2013）によれば、バリウム検査を受けた**0・04%**（1325人／313万人）に、腸閉塞、腸管穿孔《せんこう》、過敏症などの合併症が起きており、1人が亡くなっています。

また、胃カメラを受けた**0・09%**（214人／24万5千人）に、粘膜の裂創、出血、ショックなどが起きています。こちらは死亡例はありませんでした。

およそ1000人～2500人に1人の割合で合併症が起きている計算になります。「思ったより多いな」と感じた方もいるでしょう。ただしこれは軽微な合併症も含めており、**本当に問題になるような深刻な合併症はめったにありません。**

Q23 バリウム検査での放射線被曝《ひばく》が心配です。

A 被曝量は約３ミリシーベルトで、そこまで多くはありません

バリウム検査で、レントゲン写真を何枚撮るかによっても変わってきますが、通常1回の検査での被曝量は、約３ミリシーベルトと報告されています（注４）。

累積の被曝量が１００ミリシーベルトを超えると発がんのリスクが増えていきますが、３ミリシーベルトであればそこまで気にしなくて結構です。

ただし、「30年以上、毎年撮っていれば１００に近づく」ということは頭に入れておいたほうがよいでしょう。

ちなみに、胸部レントゲンが０・06ミリシーベルト、ＣＴ検査が5〜30ミリシーベルトです。

Q24 胃カメラは苦しいと聞いていますが、バリウム検査のほうがラクですか？

A バリウム検査も結構大変です

一般的に「バリウム検査のほうがラク」というイメージが広まっていますが、これは全くの誤解です。

受けたことがある方はおわかりだと思いますが、**決してラクな検査ではありません。**

胃を膨《ふく》らませる発泡剤と、あまりおいしくないバリウムを１５０cc以上飲みます。苦しくなってゲップが出てしまったら、発泡剤を飲み直さなくてはいけません。

そして動く検査台の上でゴロゴロと素早く体の向きを変えていきます。これが結構大変です。

バリウムは体内で固まってしまうので、検査後には下剤を飲んで速《すみ》やかに排泄《はいせつ》する必要があります。しかし便秘がひどいと、バリウムが上手く出せずに固まってしまい、お腹がパンパンになって苦しくなってしまいます。

その他にも、バリウム検査の**マイナス面**がいくつかあります。

●放射線被曝《ひばく》をする Q23参照

●病変が疑われる場合には、後日改めて胃カメラを受ける必要がある（つまり二度手間になる）

●食道の詳細な観察が困難 Q19参照

などです。


では胃カメラは苦しくないかというと、もちろんそんなことはありません。人によってはオエオエえずいて苦しくなってしまいます。

なぜかというと、人間には**「嘔吐《おうと》反射」**という生理的な反射があるからです。

誰でもノドの奥に指を入れるとオエッとなるはずです。これが嘔吐反射です。

指の代わりに胃カメラを入れても同様のことが起こります。

胃カメラを受ける際には、この反射をできるだけ少なくする工夫が必要になってきます（Q25に続きます）。

Q25 胃カメラをラクに受けられるコツはありますか？

A いくつかのコツがあります

まず、胃カメラの前には必ず**ノドの局所麻酔**をします。

これにはドロッとした液体を含むやり方と、スプレーを散布するやり方があり、施設によっては併用する場合もあります。

この麻酔は刺激が強くて少し不快なのですが、これをしっかりやればやるほど嘔吐《おうと》反射が抑えられ、胃カメラ自体はラクになります。

次に、**検査中は深呼吸が大事**です。一般的に「鼻から吸って口から吐く呼吸で」といいますが、みなさんそれぞれがやりやすい方法で結構です。とにかくゆっくり大きな深呼吸を続けます。

ベロは下あごにピタッとくっつけて、ノドの奥をポカーンと大きくあけましょう。

ツバは飲み込むと気管に入ってむせ込むことがあるので、できるだけ飲まないで口の外に垂《た》れ流します。

それでもラクにできない場合には、２つの選択肢があります。

１つは、**麻酔の注射を使う胃カメラ**です。

麻酔で意識をボーっとさせて嘔吐反射を抑《おさ》え込む、という方法です。

使う麻酔にはいくつかの種類があり、１種類だけ使うのか、もしくはいくつか併用するのかで麻酔の深さが変わっていきます。

もちろん使えば使うほど麻酔がしっかり効いて検査自体はラクに受けられますが、その分麻酔の副作用が出るリスクが上がり、検査後に意識がハッキリするまで病院の中で休む時間も長くなります。

また、当日は車の運転ができなくなるので、病院までバスやタクシーなどの公共交通機関を利用する必要があります。

もう1つの選択肢は**鼻から挿入する胃カメラ**です。次のQ26で解説いたします。

Q26 鼻から挿入する胃カメラとはどんなものですか？

A 鼻からの胃カメラのほうが嘔吐《おうと》反射を抑えられます

実は胃カメラを鼻から入れると、解剖学的な理由で**嘔吐反射が出にくくなる**のです。たとえば筆者の場合は、口からの胃カメラではかなり嘔吐反射が出る一方、鼻からだとほぼゼロでした。「1時間でもできる」と思ったほどです。

ただしこれには個人差があり、中には「思ったほどラクじゃなかった」という方もいます。また、鼻の中は複雑な構造になっているので、胃カメラがぶつかることによって痛みを感じたり、鼻血が出たりすることがあります。

これは私見ですが、がっちりとした体格の男性だと鼻からの胃カメラの恩恵が大きい（嘔吐反射が出にくい）のですが、鼻の小さな女性は鼻血のリスクもあり、口からの胃カメラのほうが向いているように思います。

またその他の注意点として、鼻からの胃カメラは口からの胃カメラに比べて挿入する部分が細くなっているので、その分どうしても機能が犠牲になってしまっています。

画質がやや劣りますし、胃の中のアワなどを吸引してキレイにするのに時間がかかってしまうというマイナス面があります。

当然のことながら、胃カメラはできるだけラクに受けていただくことが大切です（もちろんそれは検査を行う医師側が努力することでもありますが）。

検査中にえずいて嘔吐反射があまりに強いと、十分な観察ができなくなってしまうからです。検査の意義を最大限にするためにも、**いくつかの方法をトライして、自分に合ったベストの胃カメラを選択する**ことが大切です。

Q27 ピロリ菌はどうやったら感染するんですか？

A 経口《けいこう》感染と考えられています

意外なことですが、ピロリ菌がどういう経路をたどって胃の中に棲み着くかは、実はまだはっきりわかっていません。

ただし、おそらくピロリ菌に汚染された野菜や井戸水などの摂取《せっしゅ》や、唾液《だえき》を介した**経口感染**だろうと考えられています。

そして、ピロリ菌が胃の中に棲み着くのは、免疫が十分に発達していない**5歳ぐらいまでの乳幼児**の場合です。それ以上成長すれば、たとえピロリ菌が口から入っても、免疫がピロリ菌を排除するので、棲み着くことはほとんどありません（ゼロではないと考えられています）。

Q28 日本人はピロリ菌の感染率が高いんですか？

A 欧米人に比べてかなり高いです

世界のピロリ菌感染率には、場所によってかなりのバラツキがあることが報告されています（注５）。

地域別ではアフリカが70・１％ともっとも高く、オセアニアが24・４％ともっとも低くなっています（表参照）。

国別では、ナイジェリアで87・７％がもっとも高く、スイスが18・９％ともっとも低くなっています。**日本は51・７％**で、真ん中ぐらいです。

総数でいうと、世界のピロリ菌感染者は、２０１５年の時点で約44億人と報告されています。世界人口が約73億人なので、まだまだ半分以上が感染している計算になります。

世界のピロリ菌感染率

アフリカ	70.1%
南米	69.4%
東アジア	54.1%
北米	37.1%
西ヨーロッパ	34.3%
オセアニア	24.4%

欧米でピロリ菌の感染率が低いのは、他の地域に比べて上下水道の整備が早かったからで、やや遅かったアフリカや南米、アジアで感染率がまだ高いのだと考えられています。

もちろん、現代の日本では上下水道が全国的に整備されているので、ピロリ菌の感染率は減り続けています。**特に10代のピロリ菌の感染率は10%程度**と激減しています。

Q29 ピロリ菌がいたらヨーグルトを食べればいいのですか？

A ヨーグルトでは根本的な解決にはなりません

一部のヨーグルトにはピロリ菌を**「抑《おさ》える」**効能があると考えられています。

実際に、そのヨーグルトを食べながらピロリ菌の除菌薬を飲むと、除菌の成功率が少し上がるという報告もあります（注６）。

ただし、ヨーグルト自体はピロリ菌を「抑える」だけで、**「除菌する」わけではない**ので、根本的な解決にはなりません。

もしピロリ菌の除菌はせずにヨーグルトだけで対処しようとすれば、一生ヨーグルトを食べなくてはいけなくなってしまいます。それを考えれば、短期間で済むように、**医療としての除菌をしっかり行ったほうがよい**でしょう。

Q30 ピロリ菌の検査を受けたいのですが、どのような方法がありますか？

A ピロリ菌の検査方法には複数の選択肢があります

尿素呼気試験法（ＵＢＴ）…特殊な薬を内服した後、吐いた息を集めて調べる方法。

便中抗原測定…便の中に、ピロリ菌に由来する「抗原」があるか調べる方法。

血中抗体測定…血液の中に、ピロリ菌の「抗体」（抗原に対抗して自分の体が作り出す物質）があるか調べる方法。尿で調べる方法もあります。

胃カメラで胃粘膜の組織を採る方法…「培養法」、「迅速ウレアーゼ試験」、「組織鏡検法」などの種類があります。

現実的にはピロリ菌のチェックだけするということはまずなく、胃カメラかバリウム検査で胃の状態も合わせて評価します。

その結果は「陽性」「既感染」「陰性」と診断されますが、誤解を招くケースが紛《まぎ》れこんでいる可能性があるので、注意が必要です。

以下の設問でそれぞれのケース別にその後どうすればよいか説明していきます。

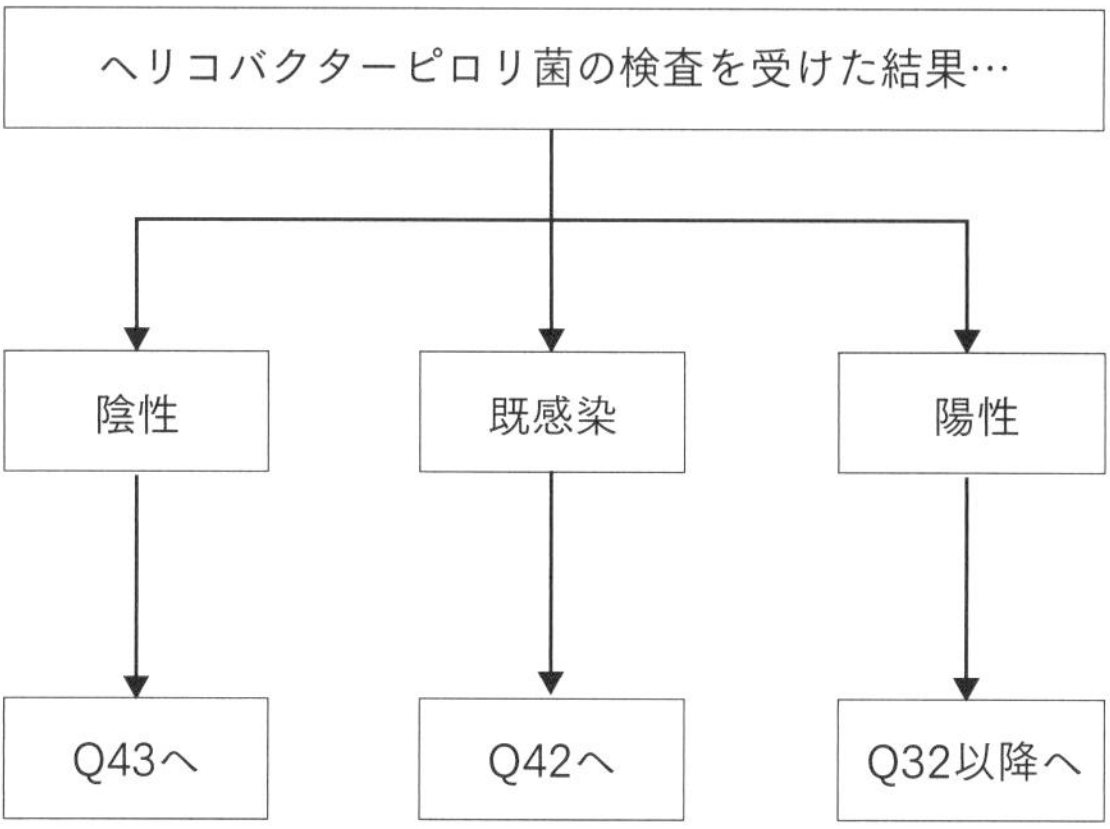

Q31

精度が高いのはどの方法ですか?

A 「尿素呼気試験法(UBT)」と「便中抗原測定」です

前問の方法のうち、どれにも100%の正確性はありません。ただし精度と簡単さのバランスでいえば、右の2つがよく用いられます。

特に尿素呼気試験法は精度が高く、副作用らしい副作用もないので、第一選択になることが多いお勧《すす》めの方法です。

ただし注意点があります。検査時には「空腹」であることが必要なので、**少なくとも朝ごはん抜き、検査時間によっては昼ご飯も抜き**で検査を受けるようにしてください。

また、**胃薬と抗生剤、一部のヨーグルトは判定に影響を与える**ことがあるので、検査する2週間前から止めるようにしてくださいQ29、37参照。

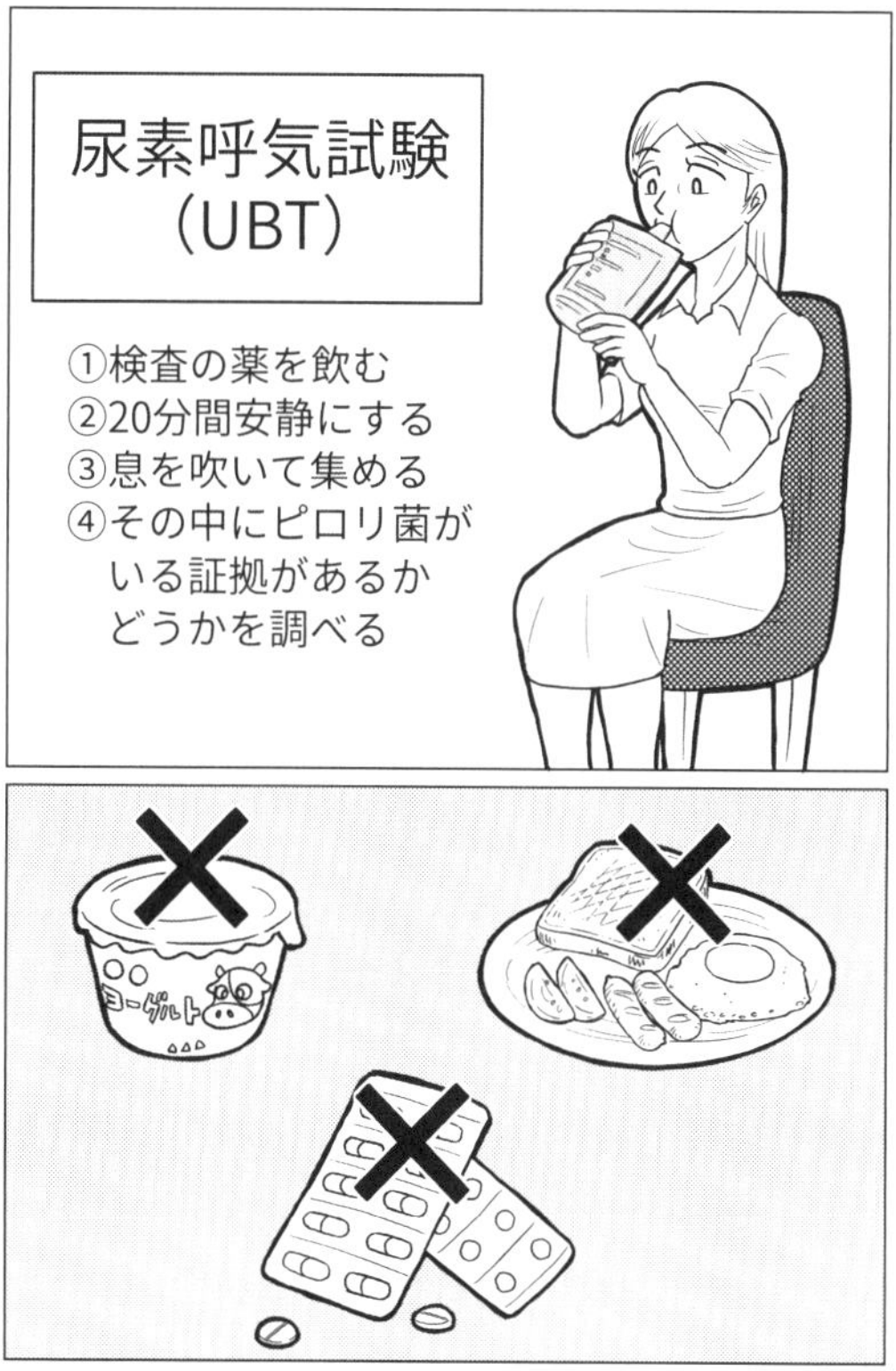
尿素呼気試験
（UBT）
①検査の薬を飲む
②20分間安静にする
③息を吹いて集める
④その中にピロリ菌が
いる証拠があるか
どうかを調べる
ヨーグルト

Q32 ピロリ菌が陽性といわれました。どうすればよいでしょうか?

A 除菌をお勧めします。ただし、「抗体が陽性」には注意が必要です

ピロリ菌の感染が続くと、萎縮《いしゅく》性胃炎がどんどん広がり、胃がんができるリスクが上がり続けます Q13参照。

一方、ピロリ菌を除菌すれば、それ以上萎縮性胃炎が広がるのを食い止めることができます Q33参照。

そのためには、現時点で感染しているかどうかのチェックが必要になりますが、Q30で解説した通り、ピロリ菌の判定方法はいくつか種類があります。基本的にはどれでもかまいませんが、**ピロリ菌抗体だけは注意が必要**です。

なぜかというと、ピロリ菌抗体はピロリ菌がいなければ作られませんが、「ピロリ菌が体からいなくなった後も、抗体だけ少し残っている」というケースが、稀《まれ》ながらありうるからです。

「除菌した経験がなければ、ピロリ菌が体からいなくなることはないでしょう？」と思われるかもしれませんが、実はありうることなのです。

たとえば、風邪などを引いて抗生剤を飲んだ時に、**意図せずにピロリ菌も一緒に除菌できてしまったというケースがある**のです。この場合に抗体だけ残っていれば、本当はピロリ菌がいないのに、ピロリ菌陽性と判断されてしまうかもしれません。

ピロリ菌の除菌にも副作用がありうるのでQ36参照、もちろん必要がないのにやるわけにはいきません。

抗体の値が飛びぬけて高ければ陽性と判断してもいいですが、「少し高い」という場合には、その他の方法でもう一度確認することをお勧めします。

Q33

ピロリ菌除菌で発がんリスクはどれくらい減らせるのですか?

A **およそ30~40%リスクを減らせます**

除菌によってどれぐらい発がんのリスクを減らせるかは、**実はまだはっきりわかっていません。**

「えっ、そうなの!? あんなにいろんなところで宣伝されているのに?」と驚かれた方も多いと思いますが、残念ながら事実です。

「47%下がる(注7)」、「34%下がる(注8)」、「下がらない」など、様々な報告が入り乱れています。

ただしいまのところ、日本人の場合はおよそ30~40%発がんのリスクを減らせるのではないか、と推測されています。

Q34 ピロリ菌の除菌はどうやって行うのですか？

A 3種類の薬を1週間内服します

胃酸を抑《おさ》える薬1種類と、除菌のための抗生剤を2種類、計3種類の薬を1週間内服します。1回目のトライでピロリ菌が除菌できる可能性が**92・6％**です（注9）。

9割以上の人は1回目で除菌できますが、残念ながら除菌に失敗する人もでてきます。なぜなら、ピロリ菌によっては抗生剤に対して耐性を持っていることがあるからです。

そのため、除菌の薬を飲み終わったら、**少なくとも1ヶ月は間を置いてから、除菌できたかどうかの判定をしなくてはなりません。**

この時、ピロリ抗体でのチェックはお勧めできませんQ32参照。尿素呼気試験がベストです。

「除菌の薬は飲んだけど、その後の判定はしていない」という人が時々いますが、必ず判定まですようにしてください。

もし1回目の除菌に失敗したら、抗生剤を1種類変えて、もう一度トライします。2回目で除菌できる可能性が**98・0%**です。

実は2回目に使う薬のほうが強力で成功率も高いのですが、**使用頻度が多くなると**、その抗生剤に対する**耐性菌が生まれる**可能性が高まります。それを避けるために、まずは1回目の薬、ダメだったら2回目の薬というように、段階を踏まなくてはいけない決まりになっています。

Q35 ピロリ菌が完全に除去できない場合もあるんですか？

A 700人に1人の割合であります

2回とも除菌に失敗する確率は、単純計算すると（100－92・6）×（100－98・0）＝0・00148で、およそ**700人に1人**の割合になります。

もしそのうちの1人に入ってしまったらどうすればいいのでしょうか？

まだ3回目の除菌方法は確立されておらず、保険適用にもなっていません。

現実的には、

①2回目の除菌をもう一度トライする（除菌に成功することがあります）

②臨床研究として3回目の除菌を行っている医療機関でトライする

③よい方法が確立されるまで経過観察する

などの選択肢があります。

Q36 ピロリ菌の除菌による副作用はありますか？

A 下痢や味覚異常があります

除菌では強力な抗生剤を2種類内服するので、副作用が起きることがあります。下痢や腹部不快などの消化器症状、舌炎、味覚異常、ショック、アナフィラキシー、発疹《ほっしん》、肝障害、腎障害などが報告されています。

副作用の出現率は**4・4%**で、主に**下痢と味覚異常**です。深刻な副作用は少ないと考えていいでしょう。

ただし、蕁麻疹《じんましん》やアレルギー症状が出た場合はすぐ内服を中断して、医療機関を受診するようにしてください。

また、除菌後に胃酸の分泌が活発になり、胃酸が食道に逆流して「逆流性食道炎」を起こしてしまう人がいますQ44参照。

Q37 ピロリ菌除菌の判定前の注意点はありますか？

A 胃薬と抗生剤、一部のヨーグルトはできるだけ控《ひか》えてください

逆流性食道炎の治療などに用いられる**プロトンポンプ阻害剤（ＰＰＩ）**は、胃酸の分泌をしっかりと抑《おさ》えるよい薬です。

しかし非常に強力なので、ピロリ菌の活動にも影響を与えてしまいます。

たとえば、ピロリ菌の有無を判定する時に、本当はいるのに誤って「いない」と判定してしまうケースが出てくるのです（これを「偽陰性」といいます）。

そのため、ピロリ菌の有無を判定する時にはいつでも、ＰＰＩを**前もって２週間ほど中止しておく**ことが必要です。

同様に、抗生剤やピロリ菌の活動を抑えるといわれているヨーグルトも中止しましょう（Q29、31参照）。

Q38 ピロリ菌除菌は、いつでもできるのですか？

A いつでも結構です。ただし、6ヶ月以内の胃カメラが必要です

ピロリ菌の除菌を保険適用で行うためには、**6ヶ月以内に胃カメラ**（胃潰瘍、十二指腸潰瘍の場合はバリウム検査でも可）を行っている必要があります。

そして、除菌薬にはいくつかの副作用がありうるのでQ36参照、仕事の忙しい時、大切な約束がある日などにはかからないようにしたほうがよいでしょう。

また、ピロリ菌の1回目の除菌が失敗して、2回目の除菌をトライする場合には、変更する薬の性質上、アルコールを摂取すると副作用が起きやすくなります。

そのため、2回目の除菌では**1週間完全に禁酒**になります。大事な会合や酒宴の時期は避けたほうが無難でしょう。

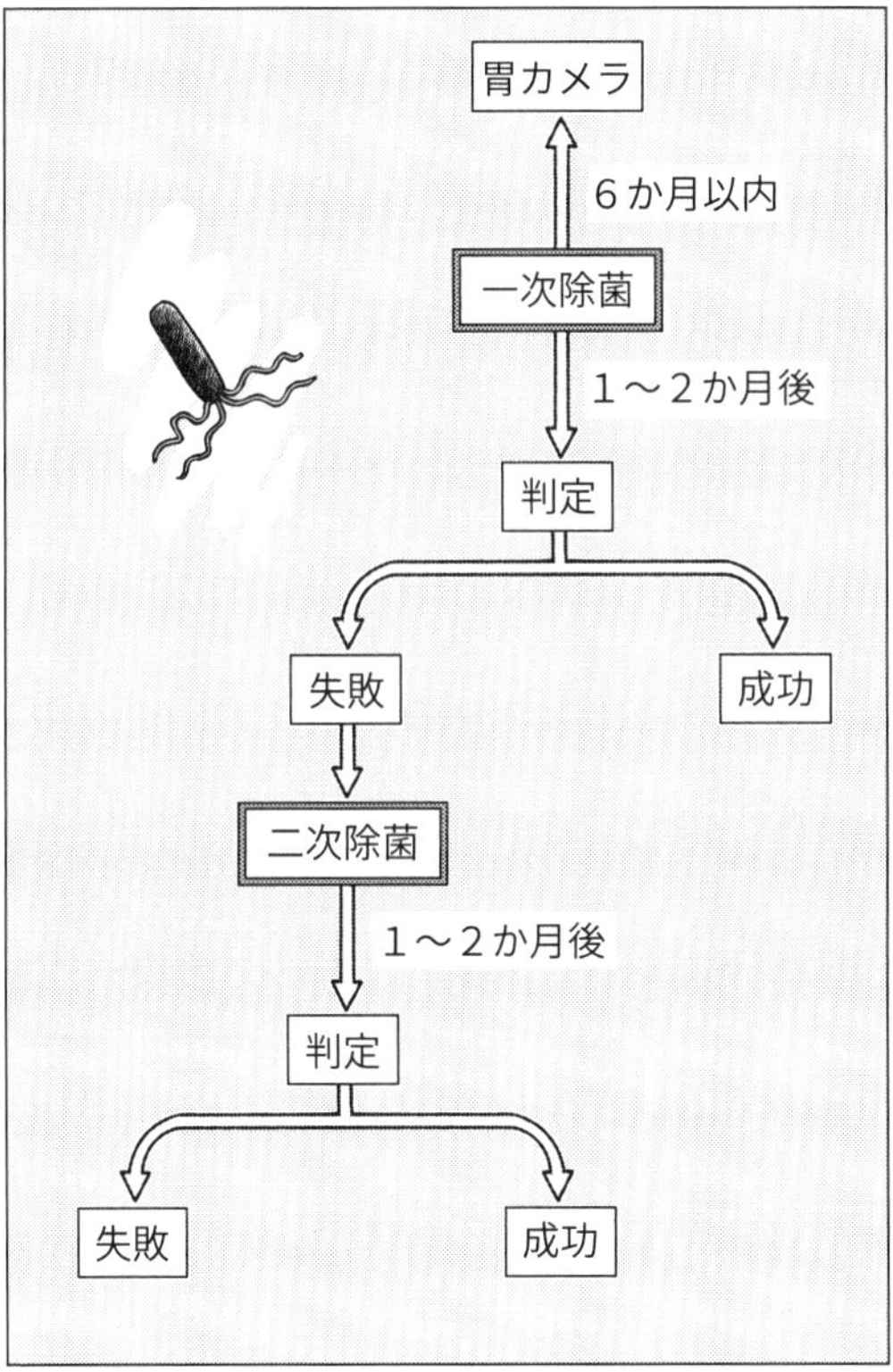
胃カメラ
６か月以内
一次除菌
１～２か月後
判定
失敗
成功
二次除菌
１～２か月後
判定
失敗
成功

Q39 ピロリ菌の除菌は、年齢的に早めにやったほうがいいですか？

A 早ければ早いほど、胃がんのリスクを下げられます

ピロリ菌は胃の粘膜に**萎縮性胃炎**《いしゅく》を起こし、そこを発生母地として胃がんが生じます（Q13参照）。

時間の経過とともに萎縮性胃炎は**ジワジワと進行**し、面積が広がれば広がるほど、胃がんのリスクは上昇していきます。

ということは、できるだけ早くピロリ菌を除菌し、それ以上萎縮性胃炎が広がらないようにしたほうがいいのです。

ただし、中高生のうちからピロリ菌の除菌を推奨している自治体もありますが、除菌には副作用もありうるので、未成年に関しては慎重な判断が必要です。

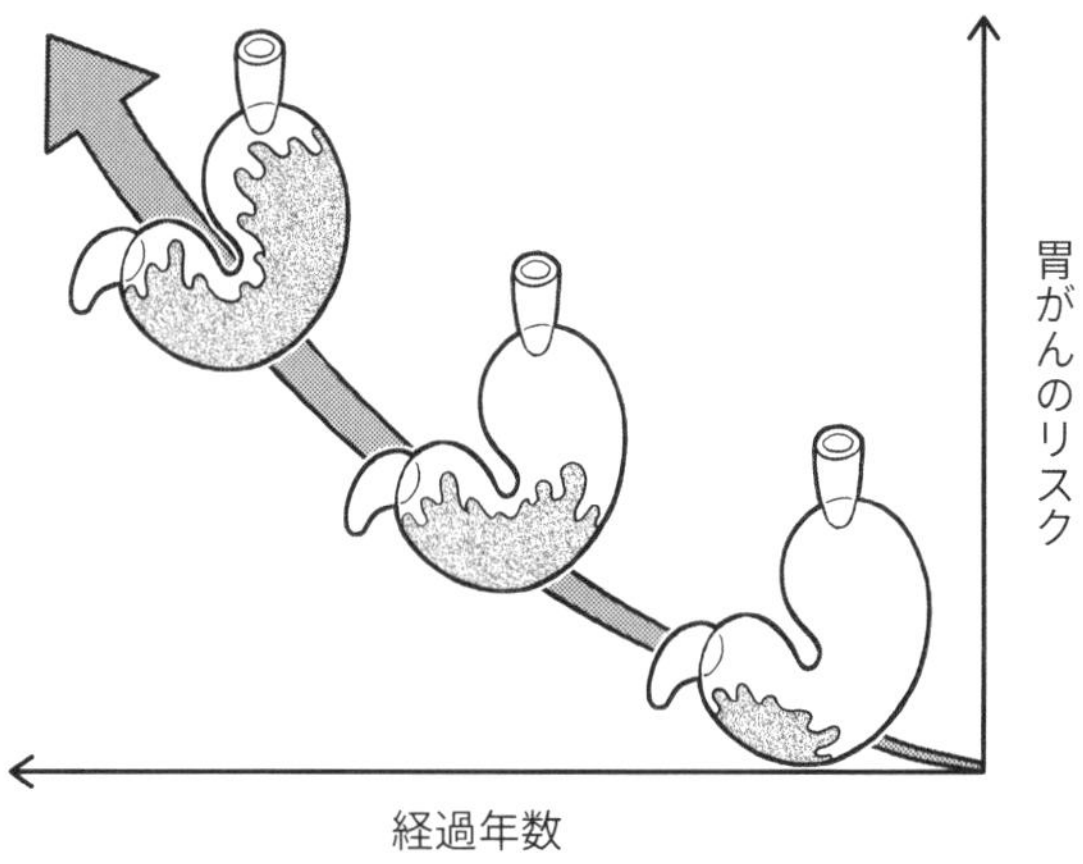
胃がんのリスク
経過年数

Q40 ピロリ菌の除菌は保険が適用されますか？

A ２０１３年から保険適用です

「胃がんや胃潰瘍ができた人」は、以前からピロリ菌の除菌を保険適用で行えたのですが、「ピロリ菌に感染しているだけの人」の除菌は、**２０１３年に保険適用**となりました。つまりそれ以前は、胃がんや胃潰瘍がなければ、ピロリ菌の除菌は積極的に行われてこなかったのです。

もし、「以前にピロリ菌がいたけど、保険がきかないから様子を見ましょうと医者から説明された」という人がいれば、今は状況が変わったので、**ぜひ医療機関を受診するようにしてください。**

Q41 ピロリ菌を除菌したら、その後病院に行かなくてもいいですか？

A 胃がんのリスクはゼロにはならないので、胃がん検診は必要です

よく「除菌をしたら、これから先は胃がんにならない」と誤解している人がいますが、これは間違いです。

あくまでリスクを30～40％下げるだけで、**ゼロにすることはできません**（Q33参照）。

なぜゼロにならないかというと、除菌をしても今までに起きた**萎縮《いしゅく》性胃炎（胃がんの発生母地）を元に戻すためには、長い時間が必要**だからです。

また、除菌をした時点で内視鏡で胃がんが見つからなかったとしても、ごく小さな胃がんがすでにあって、今後大きくなっていくという可能性も否定できません。除菌をした後でも、やはり胃がん検診は必要なのです。

Q42

ピロリ菌既感染（過去に感染していた）といわれましたが、検診は受けたほうがいいでしょうか？

A **胃がんのリスクはゼロではないので、胃がん検診は必要です**

このケースは、ピロリ菌の除菌をした記憶はないが、ピロリ菌が過去にいた痕跡《こんせき》だけ残っている（ピロリ菌自体はいない）という状態のことです。

●**抗体だけ**認められる Q32参照

●抗体も何もないけど、胃カメラで**萎縮《いしゅく》性胃炎**が認められる

といった場合がありえます。

この場合も、前問のQ41と同様に考えます。つまり、除菌した記憶があろうとなかろうと、過去にピロリ菌がいたのは間違いないので、胃がんのリスクがゼロではない、つまり胃がん検診は受けたほうがよい、ということです。

Q43 ピロリ菌が陰性だったら胃がんのリスクはゼロですか？

A ピロリ菌の「陰性」には様々なケースがあり、注意が必要です

①ピロリ菌が元々いない（未感染）
②ピロリ菌を除菌して現在いない（意図しない除菌を含む）
③PPIを内服していて偽陰性 Q37参照
④萎縮《いしゅく》が進みきってしまって、ピロリ菌が絶滅した（ABC検診のグループD Q18参照）
などです。

①の人が胃がんになる可能性は、ゼロではないものの、相当低いと考えてかまいません。
②がゼロではないことは繰り返し解説した通りです。
③は要注意です。**医者もうっかりしていることがある**ので、お薬手帳などで把握するように

してください。

④が一番問題です。ピロリ菌が陰性でも、**胃がんのリスクは最高レベルに高い状態**になっているからです。

では、①～④はどうやって判別すればいいのでしょうか？

一番確実なのは、胃カメラを受けて、粘膜の状態がどうなっているかを観察することです。同じピロリ菌陰性でも、胃の粘膜に萎縮がなければ①、萎縮があれば②～④で、いずれにしても引き続き胃がん検診が必要と判断します。

結局、胃がんのリスク判定には、**ピロリ菌の有無のチェックと、胃カメラによる評価が両輪として必要不可欠**なのです。

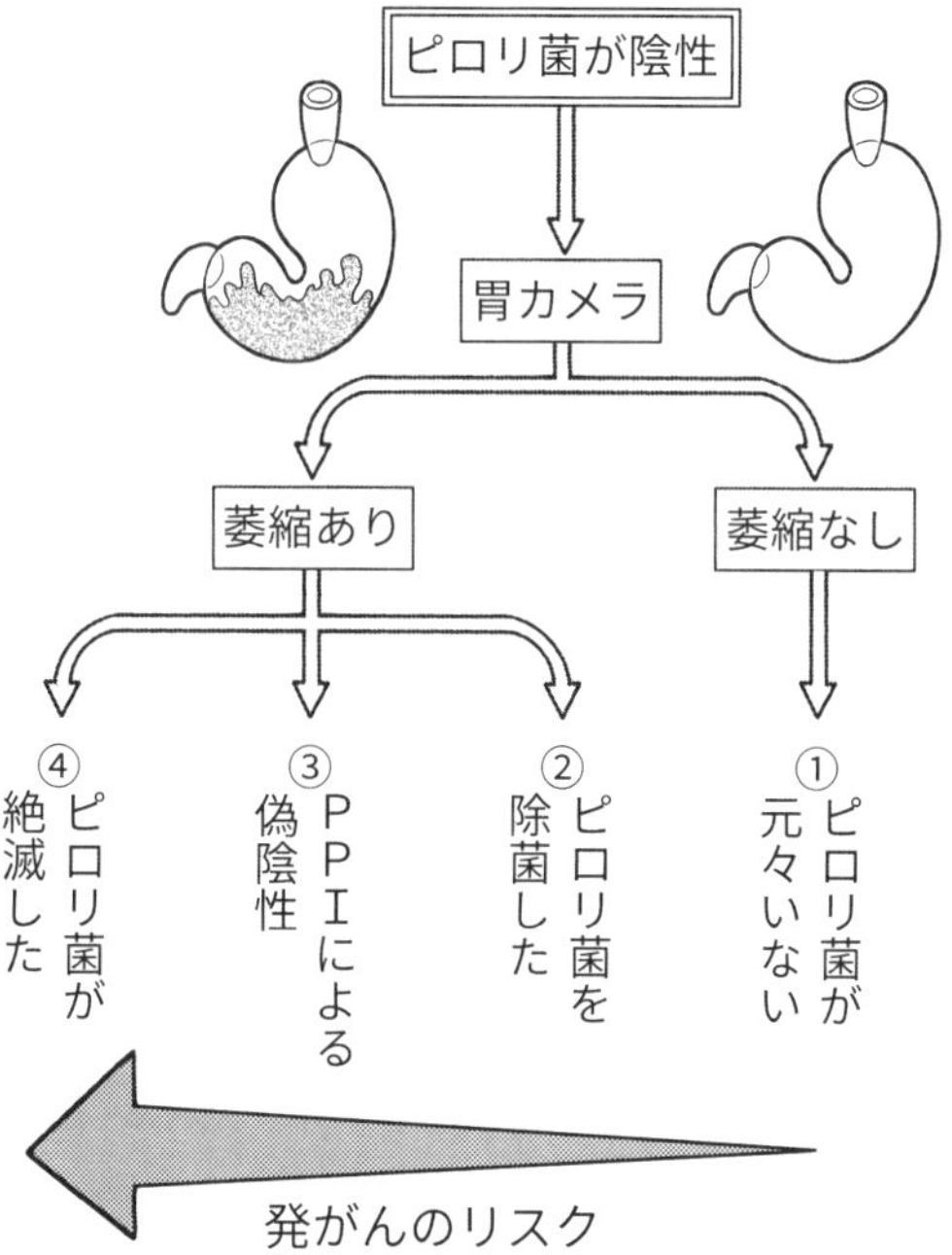
ピロリ菌が陰性
胃カメラ
萎縮あり
萎縮なし
④ピロリ菌が絶滅した
③ＰＰＩによる偽陰性
②ピロリ菌を除菌した
①ピロリ菌が元々いない
発がんのリスク

Q44

ピロリ菌を除菌すると、食道がんが増えるって本当ですか？

A 食道がんが増える可能性があります

ピロリ菌に感染して萎縮《いしゅく》性胃炎を起こすと、胃の粘膜が荒廃《こうはい》して胃酸の分泌が少なくなります。

除菌をすると胃酸の分泌能力が少し戻るので、今までに比べると胃酸が活発に出るようになります。そうすると、増加した胃酸が食道に逆流して、**「逆流性食道炎」**を起こしてしまうことがあるのです。

特に、除菌をするとご飯がおいしくなって、ついつい体重が増えてしまったという人が結構います。肥満で腹圧がかかりやすくなると、逆流性食道炎がさらに悪化してしまいます。

そして、慢性的な炎症があると発がんのリスクが上昇するため、**逆流性食道炎から食道がん**

ができることがあるのです。

ピロリ菌感染が少なく、肥満が多いアメリカの場合、食道がんの原因の過半数が逆流性食道炎になっていて、社会問題にもなっています。

除菌でせっかく胃がんが減っても、食道がんになってしまえば意味がありません。しかし、決して**「除菌イコール食道がん」ではありません。**

除菌で胃酸が増えても、それは「減っていた胃酸が正常に戻るだけ」であって、すぐに逆流性食道炎になるわけではありません。肥満にならないよう注意をすればいいのです。

また、もし逆流性食道炎になっても、たいていは**胃酸を抑《おさ》える薬（ＰＰＩ）でコントロールが可能**です。

逆流性食道炎のリスクはあるものの、胃がんのリスクと天秤《てんびん》にかけると、**やっぱり除菌の意義は変わりません。**

Q45

スキルス胃がんとは何ですか？

A 早期発見の難しく、悪性度の高い胃がんです

「スキルス胃がん」のそもそもの定義は、線維成分が非常に多く含まれていて「硬いがん」のことを意味しています。

ただし、一般的に「スキルス胃がん」と呼ばれ、みなさんの心配の対象になるのは、胃壁の表面にはあまり出てこず、**胃壁の内部で増殖して、早期発見が難しいがん**のことだと思います。

このタイプのがんと本来のスキルス胃がんの定義は、厳密にはイコールではないのですが、本書では便宜上、それをスキルス胃がんと呼ぶことにします。

Q46 スキルス胃がんは、一般的な胃がんと原因や症状は異なりますか？

A 特に違いませんが、なぜ表面に出てこないかは不明です

スキルス胃がんは胃の表面ではなく、その下の層を中心に広がっていくので、発見が遅れることが多いがんです。そのため、**スキルス胃がんの5年生存率は10〜17％**と非常に低くなっていますQ9参照（注10、11）。

スキルス胃がんも、通常のがんと同様に初期には症状が出にくいのですが、進行すると、みぞおちの痛み、吐き気、胸やけ、食欲低下などの症状を起こしますQ14、15参照。

なぜ胃壁の内部を進展するのか理由はよくわかっていないので、スキルス胃がんを避けるために特別にやれること、というのは残念ながらありません。

Q47

スキルス胃がんは防ぐ方法はありますか？治療法はどんなものがありますか？

A 一番大切なことはピロリ菌の除菌です

スキルス胃がんも胃がんの一種なので、予防として一番大切なことは、やはり**ピロリ菌の除菌です**（Q33参照）。

もしできてしまった場合には、治療法は一般的な胃がんに準じますが、胃壁の表面近くにはなかなか出てこないので、内視鏡治療の適応にはなりません。手術、抗がん剤による治療が中心になるでしょう。

スキルス胃がんは確かに悪性度の高いがんですが、幸いなことに頻度はそれほど高くはありません。

検診での報告では、見つかった胃がんのうちスキルス胃がんの割合は1・4〜4・7%だったと報告されています（注12、13）。

それがどれぐらいのものなのか実感するために、少し計算をしてみましょう。

２０１４年の胃がんの罹患率《りかんりつ》（人口10万人当たりの罹患数）は99・０でした（がん情報サービスより）。これにスキルス胃がんの割合を大めに見積もって５％とすると、罹患率はおよそ５・０になります。

次に、２０１４年度人口動態統計によると、交通事故などの不慮の事故での死亡率は31・１でした。

つまりスキルス胃がんになるのは、**交通事故などで亡くなる方よりずっと少ない**ということになります。

もちろん、だから無視していいということにはなりませんが、レアケースを無闇に恐れるのも不合理なことです。

ピロリ菌の除菌さえしっかり行ったら、あとはスキルス胃がんのことはいったん脇に置いておいて、普通にがん検診を受けていればそれでいいと思います。

Q48

内視鏡治療とはどんなものですか？

A 内視鏡でがんを切除する治療方法で、体の負担は最小で済みます

多くの胃がんは胃の粘膜から発生して、徐々に胃の壁の奥へと進展し、リンパ管に潜《もぐ》り込み、リンパ節へと転移していきます（Q5参照）。胃の外側にあるリンパ節に転移してしまえば、お腹を開けて手術で切除しなくてはなりません。しかし、胃の粘膜内などにとどまるようなごく早期のがんであれば、リンパ節に転移している可能性はほぼありませんので、**内視鏡を使ってがんの部分だけ切除する治療**で完治をめざすことができます。

内視鏡治療には**「内視鏡的粘膜切除術（ＥＭＲ）」**と**「内視鏡的粘膜下層剝離術（ＥＳＤ）」**があります（図参照）。

ＥＭＲは、がんに金属製の輪っかをかけて、絞《しぼ》りながら通電し、焼き切る、という方法です。カウボーイの投げ縄のイメージです。

ＥＳＤは、内視鏡の先から電気メスを出して、がんを水平方向に削《そ》いでいくような方法です。

がんの形や大きさ、場所によってどちらの方法にするかを決めます。

内視鏡治療だけで取り切れれば、**開腹手術に比べて体の負担は少なく、**胃は１００％温存されて**「何もなかった状態」に戻ることができます。**

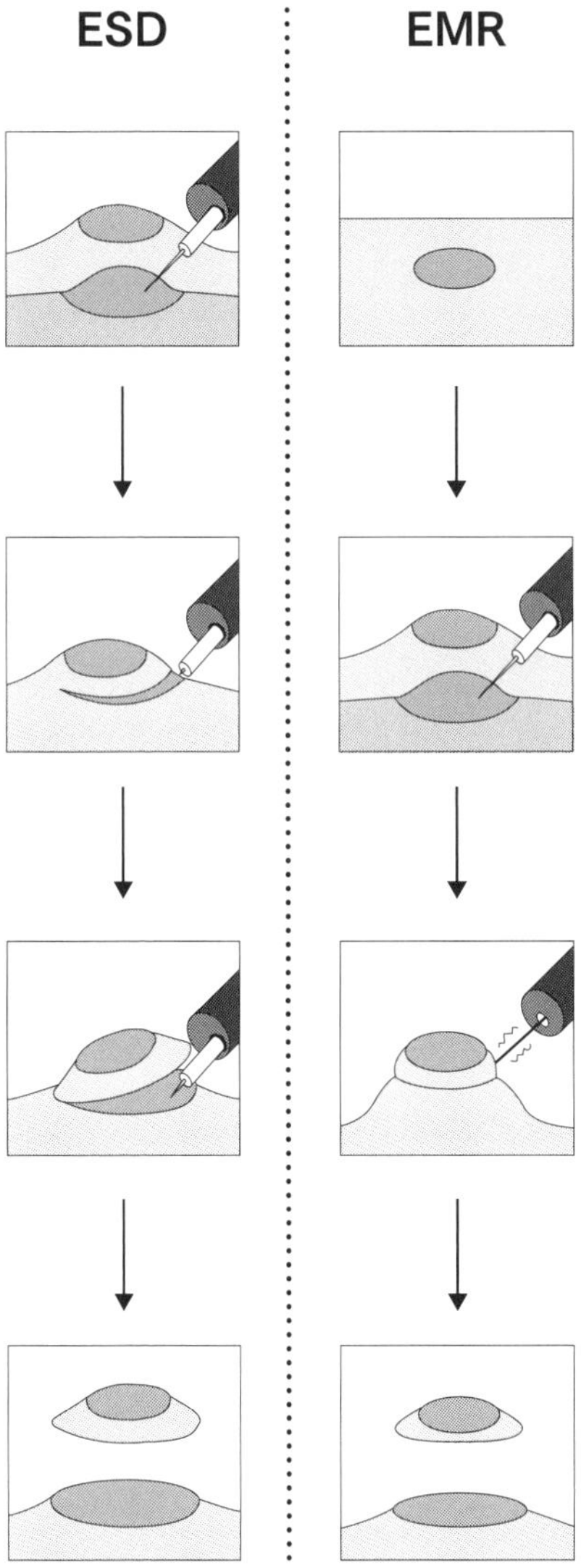

Q49

どんな胃がんが内視鏡治療の対象となりますか？

A リンパ節転移の可能性が1％未満の早期がんが対象です

病変によってリンパ節転移の可能性がどれぐらいあるかは**「経験的に」判明しています。**

まだ内視鏡治療が発展しておらず、早期の胃がんをすべて外科手術で治療していた時代に、切除した胃の周囲のリンパ節を丹念に調べてデータを蓄積させたことにより、「一定の条件を満たしたがんは、リンパ節転移の可能性がほとんどない」ということがわかりました。

その条件は、まず「粘膜内にとどまっていて、分化型（悪性度が低め）のもの」で、

① 潰瘍を伴《ともな》わない場合は大きさにかかわらず
② 潰瘍を伴うものは3㎝以内

という2つのパターンに分かれます。

そのほかにも、まだデータは完璧に出そろっていないけど、「まず間違いなく大丈夫なもの」がいくつかあります（一般の人が覚える必要はあまりないと思います）。

それらをすべて合わせれば、**ほとんどの胃がんは、タイミングを逃さずきちんと早期発見することができれば、内視鏡治療の対象となりえます。**

ただし、内視鏡治療でがんを切除した後、顕微鏡でよく見たら、「予想よりも奥のほうへと進展していた」とか「一部に未分化型（悪性度が高め）が混じっていた」と後から判明することが時々あります。

場合によってはリンパ節転移の可能性が出てくるので、外科手術を追加で受けなくてはいけなくなります。

Q50

胃がんの手術にはどのような方法がありますか？

A 一般的な開腹手術や腹腔鏡《ふくくうきょう》手術、緩和手術などがあります

胃がんの完治を目指す、いわゆる一般的な外科手術が「定型手術」です。

がんのできた場所が、胃の入り口のほうか出口のほうに偏《かたよ》っていれば、がんから遠いほうの胃の一部を残すことができます。

しかし、がんが胃の中心部辺りにできると、胃の全摘手術になってしまうことがあります。

これらの手術をする場合に、もっともオーソドックスな方法は、お腹を開ける「開腹手術」ですが、胃の出口のほうにできた比較的早期のがんの場合には、「腹腔鏡手術」を選択することがあります。

腹腔鏡手術は、お腹に小さな穴を数カ所開け、その穴から手術器具を入れて、お腹の中で胃を切除するという方法です。

広い視野が得られる開腹手術よりも**技術的な難易度が高くなる**のですが、お腹に大きな傷が付かないので、**術後の回復が早い**というメリットがあります。


定型手術の他に、「緩和手術」があります。

他の臓器に転移したステージⅣの胃がんの場合、原則的に外科手術の適応はありません。

しかし、たとえば胃がんが邪魔をして食事が通過できないといった場合には、胃の切除や、食事が通るための別ルートを作る「バイパス手術」が行われることがあります。

これらの手術は、完治を目指すために行うのではなく、あくまで**全身状態をよくするために**行います。

Q51 胃がん手術の合併症には何がありますか？

A 「出血」、「縫合不全《ほうごう》」、「膵炎《すいえん》」などがあります

まず、術中〜術後早期に起きる合併症として、次のものがあります。

① **出血**…少量の出血は必ずありますが、もし500cc以上の出血があれば、輸血を考慮します。

② **縫合不全**…食物や消化液が腹腔《ふくくう》内に流出することです。その結果、腹膜炎を起こしてしまいます。

③ **膵炎**…胃と膵臓は近くにあるので、手術の影響が膵臓に及び、膵炎を起こすことがあります。

その他、吻合部《ふんごう》（縫《ぬ》った場所）の狭窄《きょうさく》、腸閉塞、きずの感染、他臓器損傷などがあります。

また、胃の切除後に生じる長期的な影響として、次のものがあります。

①**ダンピング症候群**…食事内容が胃に溜《た》められなくなると、小腸に直接流れ込むことになります。このため、腹痛、下痢、冷や汗、頻脈、低血糖症状などが生じます。

②**貧血**…鉄やビタミンＢ12の吸収は胃がサポートしますが、それが弱くなることによって貧血が生じます。特にビタミンＢ12の欠乏による貧血は、注射による治療が必要になってしまいます。

③**骨粗鬆症**《こつそしょう》…カルシウムの吸収が低下することによって生じます。

他、胃酸の殺菌作用が弱くなるので、食中毒になりやすくなったり、腸内細菌のバランスが崩れたりすることがあります。

Q52 胃がんは再発しますか？ 再発した場合、どのような治療を行いますか？

A 再発することがあり、その場合には手術や抗がん剤治療を追加します

胃がんを手術で切除しても、その時にはわからないような小さながんが体に残っていて、後から再発するケースがあります。

その可能性が疑われる場合には、手術後から抗がん剤を使って、小さながんが大きくならないように、**ダメ押しの治療をすることがあります。**

これを**「補助化学療法」**といいます。

それでも再発することがあります。

再発には2つのタイプがあり、胃の吻合部《ふんごう》に再発した場合（手術で取りきれていなかったということ）には、追加の手術で対応します。

一方、肝臓や腹膜など他臓器への転移という形で再発すれば、手術で取りきることは難しいので、抗がん剤治療が中心になります。

第2章

大腸がんを治す、防ぐ！

Q53

「大腸がん」は死亡数が多い病気ですか？

A 女性の場合は死亡数1位です

大腸は正面から見ると「？（クエスチョンマーク）」の点を抜かしたような形をしています。長さは約1・5メートルあり、直腸と結腸（盲腸、上行結腸、横行結腸、下行結腸、S状結腸）に分けられます。

大腸がんの患者数は男性では胃、肺についで3番目に多く、女性では乳房に次いで2番目に多くなっています。

また、**死亡数は男女合わせて約5万人**です。**特に女性の場合は死亡数の1位**となっていて、死亡数を減らすことが喫緊《きっきん》の課題となっています。

大腸の正面図

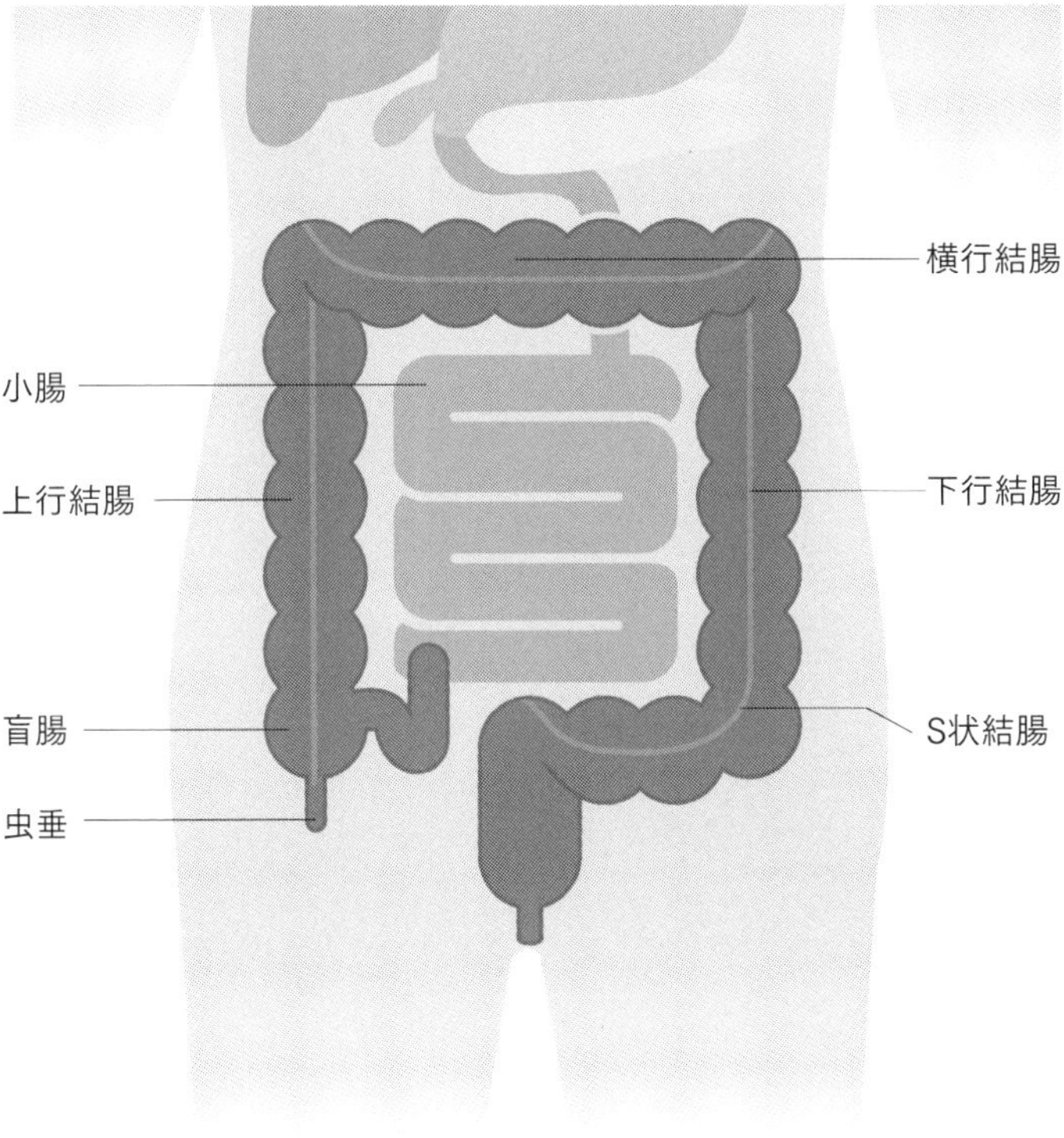

『がん情報サービス』(国立がん研究センター)より

Q54

大腸がんは何種類あるのでしょうか?

A 20種類以上ありますが、90%以上は「管状腺《かんじょうせん》がん」です

まず大きく分けて、大腸の粘膜からできる「上皮性腫瘍《しゅよう》」(いわゆる「がん」)と、粘膜の下のほうからできる「非上皮性腫瘍」に分けられます。

上皮性腫瘍はさらに10種類ほどに分けられます。**一番多いのは「管状腺がん」**で、これは胃の場合と同様です。**大腸がんの90%以上はこのがん**になります。他に、悪性度が高い低分化型腺癌や印環細胞がんなどがあります。

次に非上皮性腫瘍ですが、神経が悪性化する「GIST(ジスト)」、筋肉の「平滑筋腫瘍」、リンパ球の「リンパ腫」などがあります。

以上のように、細かく分けていけば大腸がんも20種類ほどあります。

Q55 大腸がんの症状にはどんなものがありますか？

A 便に血がつく、便秘する、便が細くなる、腹痛などがあります

ただし、これらの症状は進行がんの場合に見られることが多く、**早期がんの場合は症状を認めないのがほとんど**です（胃がんの場合と同様です）。

また、症状が出るかどうかは、**大腸のどの場所にがんができるか**が関係します。

肛門から遠い盲腸や上行結腸（Q53参照）にがんができた場合は、たとえ進行がんであっても症状が出ないことがあります。なぜなら、その辺《あた》りを通る便は、まだ硬くなっていないため、血がつく、便秘するといった症状につながりにくいのです。

やはり、**何も症状がなくても、大腸がん検診を定期的に受けることが**大切です。

Q56

大腸がんはなぜ最近増えているのでしょうか？

A **食生活の欧米化が関与していると考えられています**

がん情報サービスのデータによれば、２０１４年の大腸がんの患者数は、男性が７万６７１８人で、女性が５万７７３５人となっています（合計13万４４５３人）。グラフを見るとわかる通り、徐々にではありますが、**大腸がんの患者数は増加し続けています。**

その原因は明らかではありませんが、食生活の欧米化が関与していると考えられています

Q64、65参照。

男女別　大腸がんの患者数（1985年〜2012年）

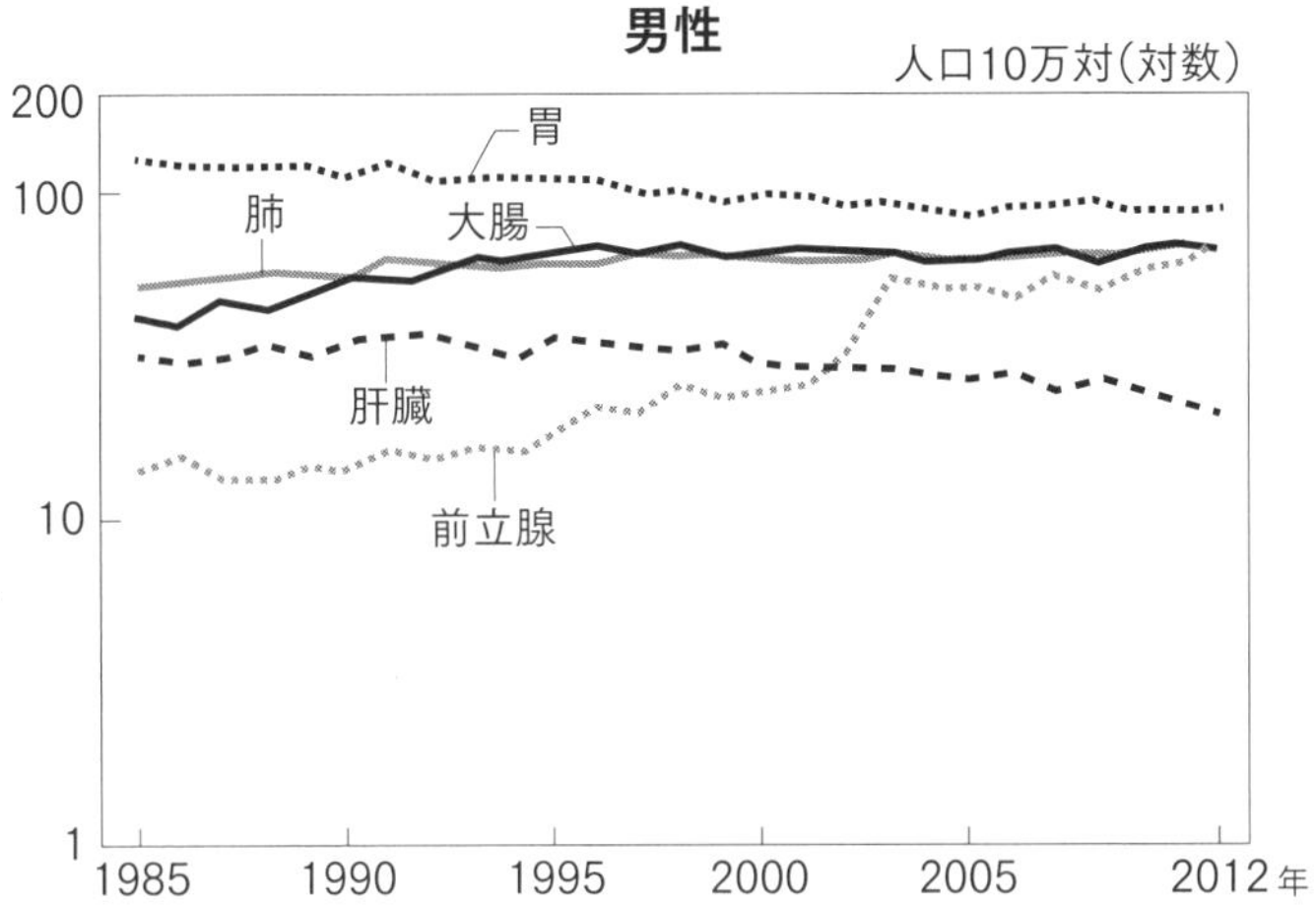

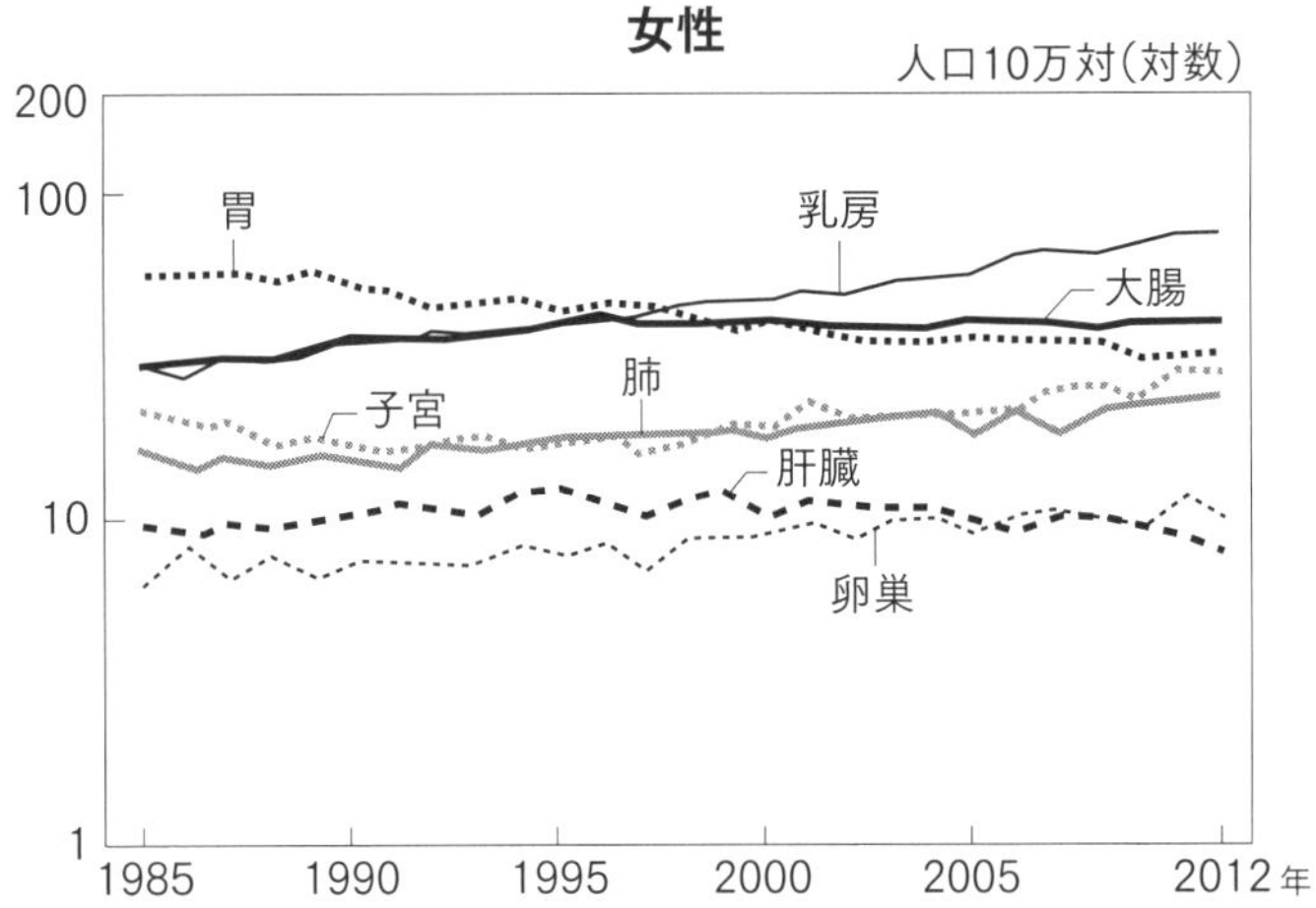

『がんの統計‘17』（国立がん研究センター）より

Q57

30代でも大腸がんになりますか？

A ありえます。大腸がん患者の1・1％は40歳未満です

前問の通り、2014年に大腸がんと診断された人は男女合わせて13万4453人でした。そのうち30歳未満が243人（0・18％）、30代が1284人（0・95％）、40代が5080人（3・78％）でした（グラフ参照）。

大腸がん患者の**1・1％は40歳未満**という計算になります。

胃がんと比べるとQ3参照、ごくわずかな差ではありますが、**大腸がんのほうが若くても発症しやすい**といえるでしょう。

年代別　大腸がん罹患数

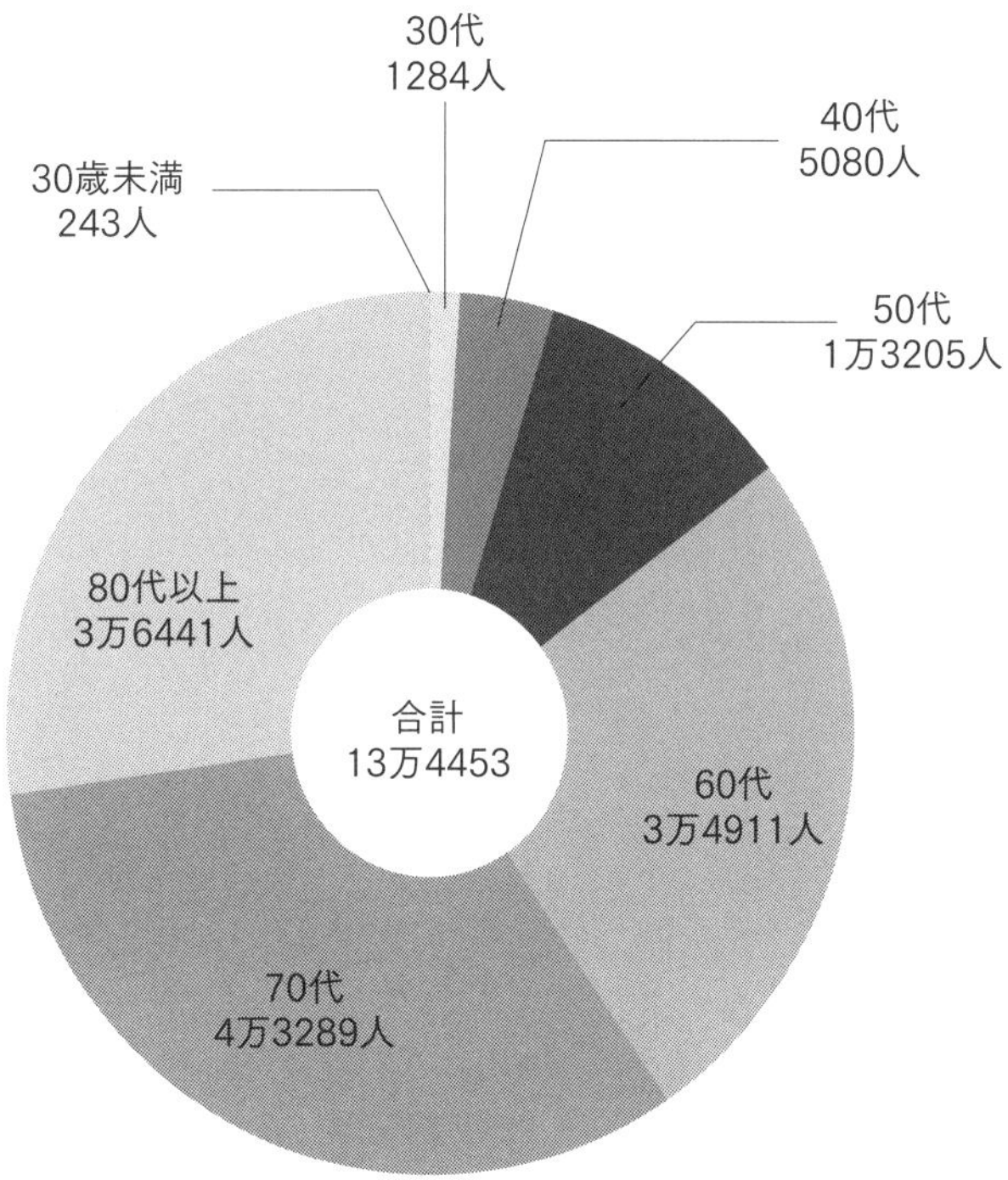

『がん情報サービス』(国立がん研究センター)より

Q58

進行の程度は、どのように調べるのですか？

A 大腸カメラ、超音波内視鏡、腹部CT検査などで調べます

胃がんの場合と同様に、大腸がんの場合も、**がんが消化管の壁のどこまで進んでいるかがもっとも大事なポイント**になります Q4参照。がん細胞が粘膜下層までにとどまるものが「早期がん」で、それより奥に進展しているものが「進行がん」です。

それを調べるための方法もほぼ同じです。

①**大腸カメラ**を使ってがんの形を見る

②**超音波内視鏡**を使う

③**腹部CT検査**を行う

などがあります Q6参照。

Q59

大腸がんは転移しますか？

A リンパ節、肝臓、肺、腹膜、脳などに転移することがあります

胃がんの場合と同様に Q5参照、粘膜にとどまっている間はまず転移しませんが、粘膜下層に進んでリンパ管や血管に潜《もぐ》りこむと、転移の可能性が出てきます。

転移先として多いのは、近くのリンパ節と、肝臓、腹膜、肺、脳などです。特に腸の血流は、合流を繰り返して1本になってから肝臓に注《そそ》ぎ込むので、**肝臓に転移するケースが非常に多くみられます。**

Q60

大腸がんも胃がんと同じステージ分類ですか？

A おおむね同じですが、大腸がんはステージ0からあります

大腸の壁の構造は図の通りで、胃とほぼ同じになっていますQ4参照。大腸の部位によって多少構造が違うので、「漿膜《しょうまく》下層または外膜」となっていますが、特に覚える必要はありません。

そして、大腸がんのステージは次のように決まっています。

ステージ0…がんが粘膜にとどまる
ステージⅠ…がんが固有筋層にとどまる
ステージⅡ…がんが固有筋層の外まで進行している
ステージⅢ…リンパ節転移がある

大腸の壁の構造

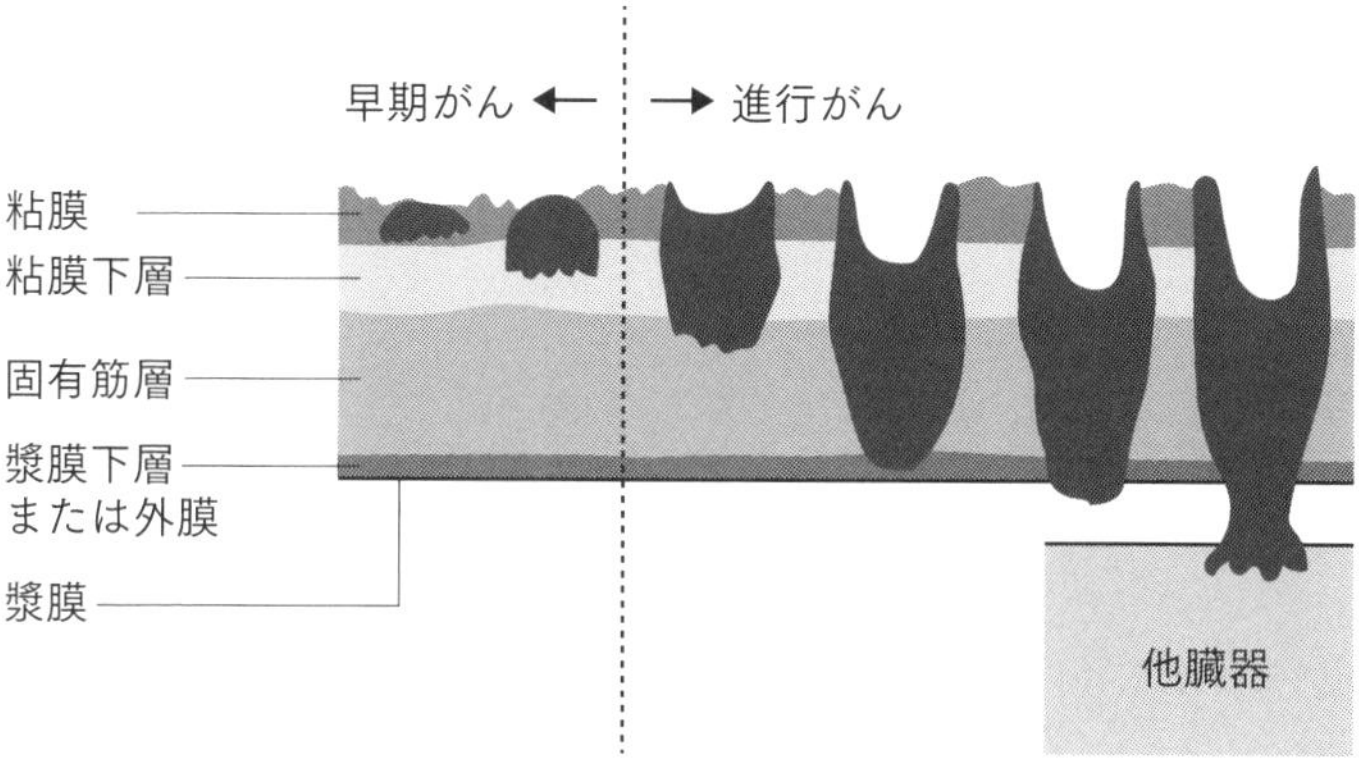

『がん情報サービス』(国立がん研究センター)より

ステージⅣ…肝転移、肺転移、腹膜《ふくまく》播《は》種《しゅ》の少なくとも1つがある。

胃がんの場合と比べて Q7参照 、ずっとシンプルでわかりやすくなっています。

ここで、「あれ？　胃がんにはステージ0はなかったけど？」と思われた方もいるかもしれません。

日本の場合、実はステージは**各がんによって多少内容が違っています。**全部統一したほうがいいのかもしれませんが、そうしてしまうと、その前後で混乱が生じるのは必至です。各がんで多少違っても、そこまで大きな実害は特にないので、このままになっているのでしょう。

Q61

ステージ別の治療法を教えてください。

A ステージに応じて、内視鏡治療、外科手術、化学療法などがあります

大腸がんの治療もステージによって決まっています。図を参照してください（わかりやすさを優先して、簡略化しています）。

0期や、Ⅰ期で進行が浅いものは「内視鏡治療」、Ⅰ期でも進行が深いもの、Ⅱ期、Ⅲ期は「外科手術」になります Q85参照。

そして進行しているⅡ期～Ⅲ期の場合は、小さながんがすでに転移している可能性があるので、体調に問題がなければ、手術後に抗がん剤による「補助化学療法」を追加します。

ここで大腸がんに特徴的なのは、**Ⅳ期（肝臓や肺といった遠隔臓器に転移している）の場合でも、大腸がんと転移がんの両方を手術で切除する選択肢がありうる**、ということです。

その他のがんでは、遠隔臓器に転移している場合は、原則的に手術ではなく抗がん剤による治療になります。

大腸がんであっても、転移が広範囲に及んでいれば抗がん剤治療になりますが、いくつかの条件が満たされて両方とも切除可能と判断されれば、まずは外科手術になるのです。

もちろん、それでも小さながんが体の中に残っている可能性は十分ある（というかまず間違いなくある）ので、手術後に補助化学療法を追加します。

さらには、手術不可能で抗がん剤治療をした場合であっても、抗がん剤が効いて病変が小さくなった場合には、あとから手術を追加することすらあります。

なぜこういうことが可能かというと、**大腸がんはその他のがんに比べて、悪性度が多少低め**と考えられているからです（もちろんがんはがんですが）。

そういったアドバンテージがあるので、**様々な治療法を組み合わせた「集学的治療」**が積極的に行われています。

大腸がんステージ別治療法

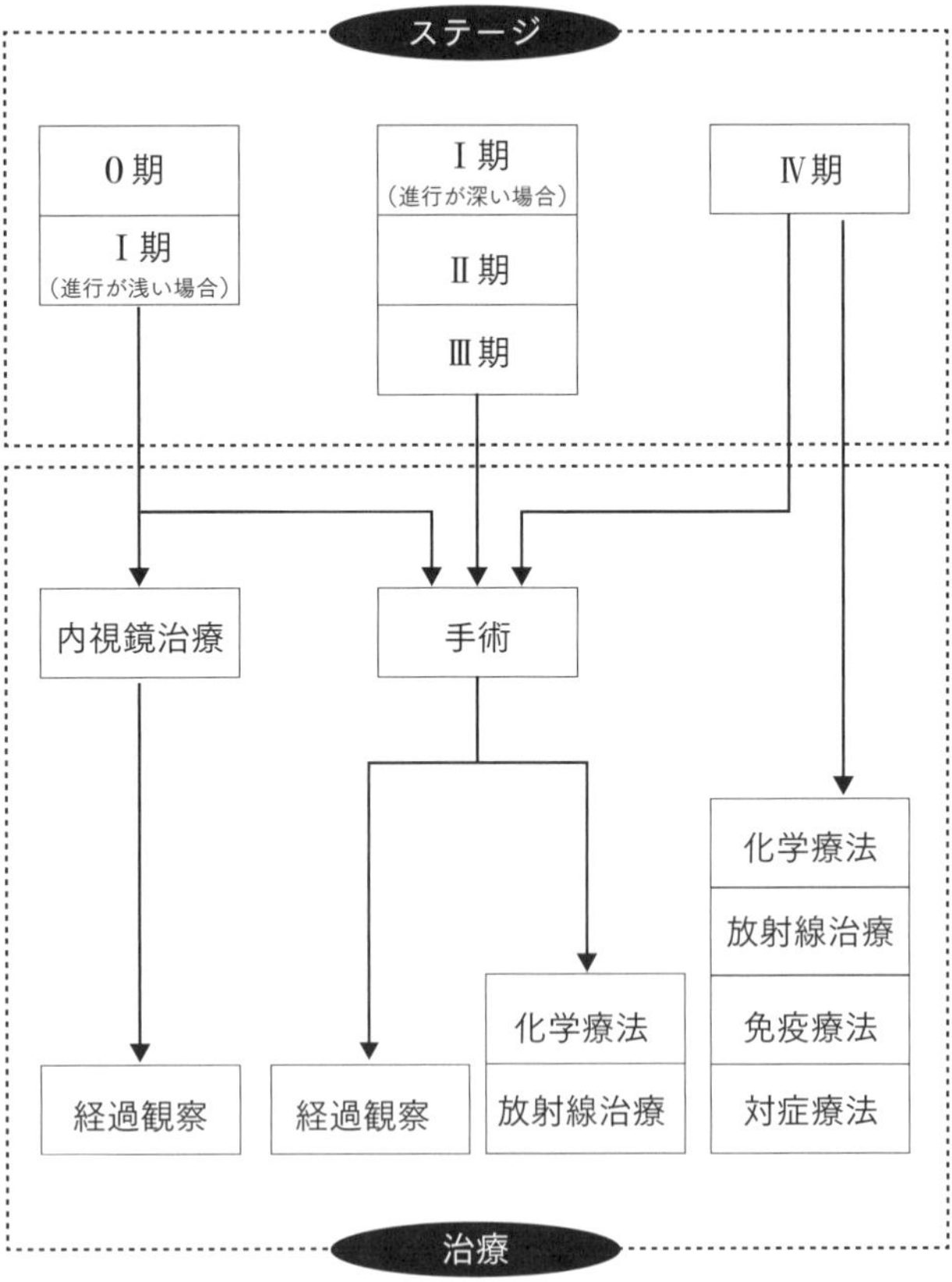

『大腸癌治療ガイドライン2019年版』（大腸癌研究会）、
『がん情報サービス』（国立がん研究センター）より

Q62 大腸がんの5年生存率にはどんな特徴がありますか？

A 胃がんと比べると各ステージの5年生存率は高いです

大腸がんの場合は
ステージⅠで97・6
ステージⅡで90・0
ステージⅢで84・2
ステージⅣで20・2
合計すると76・0％です（注1）。
胃がんと比べて各ステージの5年生存率は高いのでQ9参照、やはり**大腸がんは長生きしやすいがん**といえそうです。

ただし、すべての患者を合計すると、5年生存率は胃がんとほぼ同じになってしまいます。胃がんの場合、ステージⅠで見つかる人が全体の「63・1%」と圧倒的に多いからです（大腸がんは25・9%）。

胃がん検診はバリウム検査や胃カメラなどが普及しており、「1回も受けたことがない」という人は少数派でしょう。そのため、**胃がんはステージⅠの段階で拾い上げやすい**のです。

もちろん、大腸がんにも検診として便潜血検査がありますが、ステージⅠのものを見つけるにはやや力不足のようです。

便潜血が陰性でも、**一度は大腸カメラによるチェックを受けるように**してください。

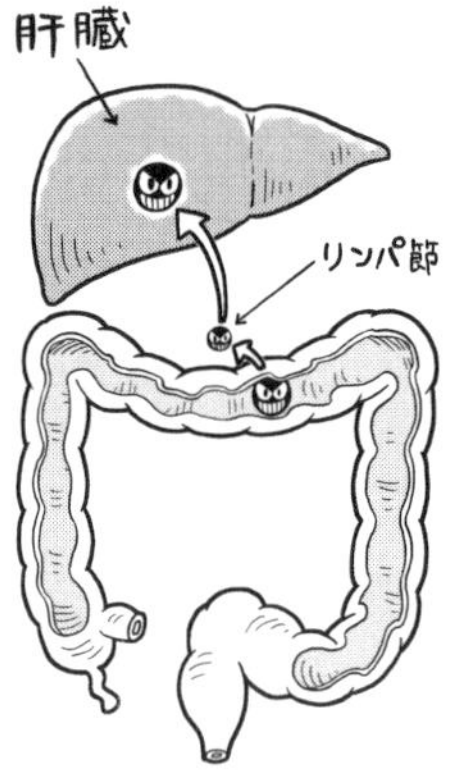

Q63 大腸がんの免疫療法はありますか？

A 一部の大腸がんに免疫チェックポイント阻害薬が用いられます

現在世の中で行われている免疫療法の中で、柱になっているものの1つが**免疫チェックポイント阻害薬**ですQ10参照。

その中でも、**ペムブロリズマブ（キイトルーダ®）**は、一部の大腸がんに対して効果を発揮します。しかし胃がんの場合と同様に、従来の化学療法に取って代わるという段階には至っていません。

免疫療法が可能性を持っていることは間違いありませんが、現状では期待が先行している感もあります。

世の中で行われている大部分の免疫療法は、まだ**しっかりとした評価が定まっていません。**

当然保険適用にもなっていないものも多く、治療を受ける場合には莫大な費用が必要になるケースがあり、社会問題にもなっています。

そういった免疫療法は、がんの治療として真っ先に行うようなものでは決してありません。まずは評価の定まっている**「標準治療」**をきちんと受けることをお勧めいたしますQ98参照。

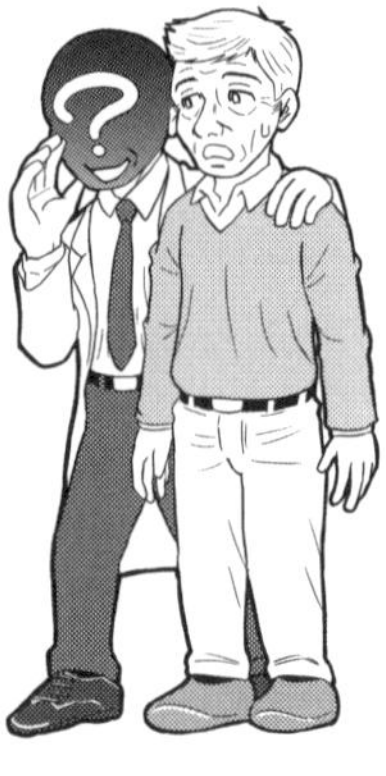

Q64 大腸がんに、アルコール、タバコなどの生活習慣は関係していますか？

A 「アルコール」、「タバコ」、「肥満」が関係します

大腸がんのリスクを上昇させる生活習慣として明らかだとわかっているものは、右の3種類です（国際がん研究機構などの報告より）Q12、65、67参照。

過剰な飲酒やタバコ、肥満が、大腸がんに限らずそもそも健康によくないのは明らかです。動脈硬化を起こして、**脳卒中や心筋梗塞のリスク**も上昇させてしまいます。

生活習慣で身に覚えのある人は、是正に努めるようにしてください。

Q65 肉を食べると大腸がんになるのですか？

A その可能性があります

大腸がんのリスクを上げる因子として、Q64で解説したものの他に、**ハム、ソーセージ**といった加工肉や、**赤肉（牛、豚、羊など）**の可能性が国際がん研究機構より示唆《しさ》されています。

とはいえ、加工肉や赤肉はもう食べないほうがよい、というわけではありません。国際がん研究機構の報告では、世界の平均的な赤肉の消費量は、1日あたり50～100g、多い所で200gだそうです。その一方、日本人は63gと少なめです。つまり、加工肉や赤肉についてのリスクを、そのまま日本人に当てはめるのは少々無理があるということです。

日本人を対象としたがんセンターの報告では、**赤肉を80g以上食べる女性では確かに大腸がんのリスクが上がる**のですが、加工肉では男性女性ともに関連を認めませんでした（注14）。

結局、赤肉も加工肉も、日本人の平均的な摂取量ではおおむね問題ないと考えていいでしょう。

もし、「いや、私は人よりもたくさん肉を食べたいんだ」というのであれば、その分大腸がん検診をしっかり受けて、**リスクを相殺**するよう努めるようにしてください。

Q66 便秘と大腸がんは、関係ありますか?

A 便秘は大腸がんの「原因」ではありませんが、「結果」にはなります

便秘が大腸がんのリスクを上げる可能性については、昔から医療者の間でも関心を集めてきました。

便が大腸の中に長時間とどまり続けると、大腸の粘膜に物理的な刺激を与え続け、発がんのリスクが上昇するかもしれません。また、便中の発がん性物質に長時間暴露される影響も考えられます。

ただし、これまでのところ、**便秘によって大腸がんのリスクが上がるという明らかな報告はありません。**

むしろ、「大腸がんができることによって物理的に便の通りが悪くなり、便秘になる」という因果関係のほうが大切です。

つまり、

「便秘」↓「大腸がん」

ではなく、

「大腸がん」↓「便秘」

ということです。


「最近便の出が悪い」とか、「便が細くなってきた」と感じる方は、大腸の検査を受けることをお勧めします。

Q67 なぜ肥満はがんの原因になるのですか？

A 残念ながらメカニズムは不明です

不明ながら、肥満は「食道がん」、「膵臓がん」、「肝臓がん」、「胆のうがん」、「大腸がん」、「乳がん」、「子宮体がん」、「腎臓がん」、「リンパ腫」の9種類のがんのリスクを上げることがわかっています（注15）。

その他、肥満は「糖尿病」、「高脂血症」、「高血圧」、「痛風」、「心筋梗塞」、「脳卒中」、「睡眠時無呼吸症候群」、「変形性関節症」、「腎臓病」…など非常に多くの病気を引き起こします。まさに、**万病のもと**といっても過言ではありません。

また、肥満に関連して、**糖尿病も発がんのリスクを1・2倍に上げる**ことがわかっています

（注16）。

がんはブドウ糖を栄養源として増殖します。ですので、糖尿病でブドウ糖がふんだんにあると、がんがどんどん大きくなってしまうのです。

糖尿病では失明や透析のリスクがよく知られていますが、がんのリスクにも目配りが必要なのです。

Q68

大腸がんと潰瘍性大腸炎は、関係ありますか？

A 潰瘍性大腸炎は大腸がんのリスクを上げます

潰瘍性大腸炎は、主に大腸の粘膜にびらんや潰瘍といった炎症を起こす、**国の指定難病**です。主な症状は、腹痛や下痢、下血などで、治療は長期に及びます。

難病というと、とても珍《めずら》しい病気というイメージがあると思うのですが、潰瘍性大腸炎の患者数は、全国でなんと**約20万人**と非常に多いのです。病気のはっきりとした原因はわかっておらず、対策を立てるのが非常に難しいため、今なお患者数は増え続けています。

ピロリ菌による胃炎から胃がんができるように、炎症のあるところでは発がんのリスクが上がります。潰瘍性大腸炎も長期に、そして広範囲に炎症が続くと、大腸がんのリスクが上がることがわかっています。

Q69 潰瘍性大腸炎の治療法はありますか？

A 内服、注射、手術など、様々な治療法があります

比較的軽症の場合は、**5-ASA製剤**という内服薬で炎症を抑えます。

それでコントロールできない場合は、副腎皮質ステロイド薬や、免疫抑制薬、抗TNFα受容体拮抗薬などを適宜併用します。

また、血球成分除去療法といって、透析のような治療法を併用することもあります。

これらの内科的治療でコントロールができなければ、外科手術で炎症を起こしている大腸を切除することになります。

以上のように、潰瘍性大腸炎の治療方法は非常に複雑かつ特殊なので、**しっかりとした知識をもつ医師による診察が必要**です。

Q70

大腸ポリープとは何ですか？ 大腸がんと関係あるのですか？

A 大腸ポリープは、がんになる可能性のある「前がん病変」です

大腸がんには、主に2つの発生経路があります。
①正常粘膜から直接がんが発生する
②正常粘膜にまず大腸ポリープができて、徐々に悪性度が高くなり、がん化する

つまり、②のケースの場合、ポリープは「がんになる可能性のある前がん病変」といえるのです。

ポリープの中でも、特に**「腺腫《せんしゅ》」というポリープはがん化の危険性がある**と考えられています。

Q71 便潜血検査とは、どのような検査ですか？何がわかるのですか？

A 便に血液が混じっているかを調べ、がんやポリープの有無を推測します

便潜血検査は、便の一部を容器に入れて提出し、便の中に血液が混じっていないかどうかを調べる検査です。

大腸がんやポリープなどの病変があれば、便が通過するときに擦《す》れて出血することがあります。正常粘膜からはおいそれと出血しないので、**便に血が混じっていれば、大腸に何らかの病気がある可能性が高まります。**それをチェックしているのです。

この検査のメリットは、**とにかく簡単だ**ということです。自然に出る便を提出するだけでいいので、採血のように針を刺す痛みすらありません。簡単で、安価で、マンパワーを必要としない、検診にはもってこいの検査方法です。

ただし、この検査は大腸がんやポリープ自体ではなく、その結果起こるかもしれない出血の有無をチェックしているだけです。あくまで間接的な検査にすぎないので、**診断能力は決して高くありません。**がんやポリープがあっても血が混じらないことはいくらでもあるし、何も病気がないのに陽性になることもあります。

では、実際の診断能力はどのくらいの精度なのでしょうか。

報告によってばらつきがありますが、大腸がんを1回の便潜血検査で指摘できる可能性は**30〜56%**、2〜3回繰り返してやっと**84%**といわれています（注17－19）。

1回の検査だと不十分なので、便潜血検査は通常2回行います。これは、病変があっても陰性になってしまうケースをできる限り減らすための工夫なので、**2回中1回でも陽性になれば「便潜血陽性」と診断されます。**

時々、「2回中1回は陰性になったのだから、もう1回やって確認したい」という人がいますが、実はそれにはあまり意味がないのです。

Q72 便潜血検査を受ければ大腸がんで死亡するリスクは減りますか？

A 大腸がんの死亡率を約60％下げます

そもそも、自治体のがん検診で採用されている検査（バリウム検査、胃カメラ、便潜血検査、胸部レントゲン、マンモグラフィー、子宮頸部《しきゅうけいぶ》細胞診）は、**死亡率減少効果があるから採用されています。**

現在の便潜血検査は、毎年受けることによって、大腸がんの死亡率を60％ぐらい下げられると考えられています（注20）Q71参照。

ちなみに、大腸カメラQ76参照も死亡率を減少させますが、費用のかかる検査で合併症のリスクもあるため、自治体のがん検診では採用されていませんQ79参照。

Q73

便潜血検査の費用はどれくらいかかりますか？

A 無料～数百円です

自治体のがん検診として受ける場合は、**無料～数百円**の場合がほとんどです。非常に安価です。

一方、お腹が痛いなどの症状があり、医療機関を受診して便潜血検査を受ければ、保険適用となります。

便潜血検査の方法によって多少違うのですが、**およそ４００円**なので、３割負担の人は１２０円、１割負担の人は40円となります（ただしそれにプラスして診察料などはかかります）。

Q74 痔《じ》を患《わずら》っている場合、便潜血検査で陽性になりますか？

A 痔のせいで陽性になるケースは十分にありえます

ただし、痔があるからといって、便潜血陽性になった原因が、その痔のせいとは限りません。なぜなら、**痔とがん（やポリープ）が両方あってもおかしくない**からです。

「便に真っ赤な血が付いていたら、それは痔による出血」と考えている人がいますが、残念ながらそれもそうとは限りません。

大腸がんは全大腸に発生する可能性がありますが、大腸がんの35％はお尻から入ってすぐの直腸に、34％は次に近いS状結腸にできると報告されています（注21）。それらのお尻に近いがんから出血すれば、やはり便に真っ赤な血が付きます。

便潜血陽性になったら、痔があろうとなかろうと、やはり精密検査を受けましょう。

Q75 便潜血検査で胃がんのチェックはできますか？

A できそうに思えますが、残念ながらできません

便潜血検査は、大腸がんなどの病変から出た血が、便に混ざっていないかを調べる検査です（Q71参照）。胃がんで出血する場合も、陽性になってもいいように思えます。

しかし、残念ながら胃がんのチェックはできません。

胃など、「消化管の上流」で出血すると、血液は胃酸や膵液といった消化酵素に長時間さらされて、便に混じるまでに「変性」します。このため**便潜血検査では「血液ではない」と判断されて、引っ掛かりにくくなる**のです。

「一緒に検査できればいいのに……」と思った人もいるかもしれません。しかし、これは決して悪いことではありません。

たとえば便潜血検査で陽性になった場合、「胃か大腸かわからないから、両方をカメラで検査しましょう」と言われたらどうでしょうか？　1つでも抵抗があるのに、両方受けなくてはいけなくなるのです。

それよりは「便潜血検査＝大腸」という一対一の関係のほうが、**結局のところは便利**なのです。

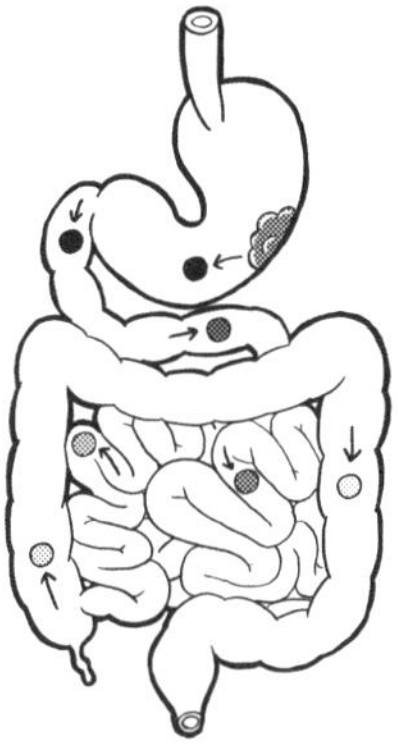

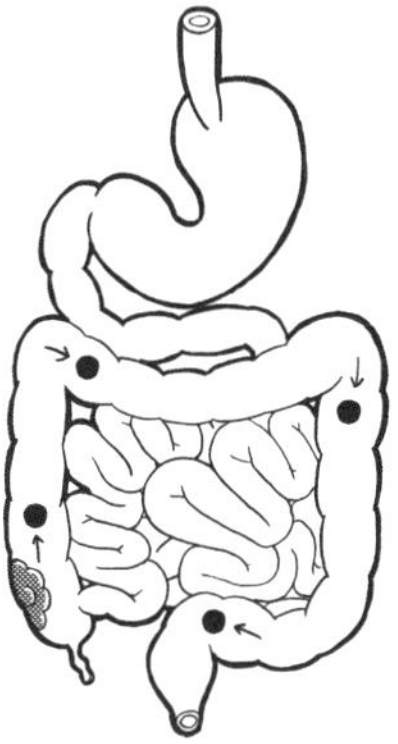

Q76

便潜血検査で陽性だった場合はどのような検査をしますか？

A いくつか検査方法がありますが、大腸カメラをお勧めします

精密検査として一番オーソドックスなのは、大腸に内視鏡を入れて観察する**「大腸カメラ」**です。大腸の粘膜を直接カメラで観察しているので正確性が高く、ポリープがあればその場で切除することも可能です。

その他の方法としては、胃のバリウム検査のように、肛門からバリウムを入れる「注腸検査」、CT撮影によって大腸の形を調べる「CTコロノグラフィー」、カプセル型の小さいカメラを飲む「カプセル内視鏡」などがあります。

いずれも長所はありますが、何か異常を疑う場合には、**結局大腸カメラを受ける必要がある**ので（つまり二度手間になる）、やはり精密検査としては大腸カメラをお勧めします。

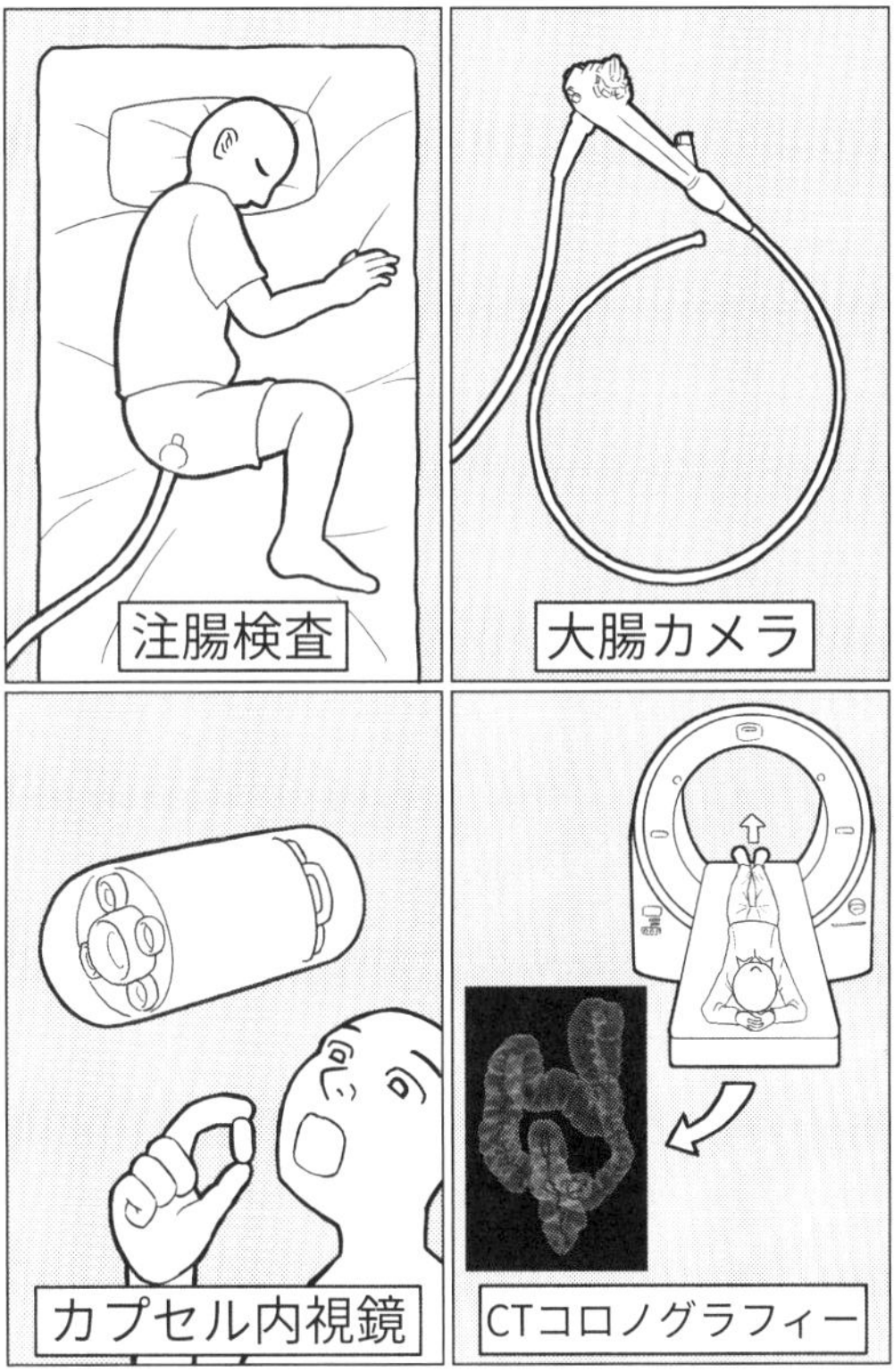
注腸検査
大腸カメラ
カプセル内視鏡
CTコロノグラフィー

Q77 大腸カメラを受ける前の準備は何がありますか？

A 検査を受ける前に、大腸の中をきれいにしておく必要があります

大腸カメラの検査前日・検査当日に気をつけておくべきことを説明します。

検査前日

夕食は早い時間に軽めに済ませましょう。**海藻、キノコ、繊維の多い野菜などは避けてください。**

一般的には、この日の夜に下剤を少量内服して下準備をします。ただし、強い便秘がある人は、数日前から内服しておいたほうがよいでしょう。

検査当日

朝食は食べないでください。

検査を受ける医療機関で、**1～2リットルの下剤**（いくつか種類があります）を**2時間前後かけて飲み、大腸に残っている便をすべて洗い流します**（慣れている場合は自宅も可）。「黄色い透明の液体」がお尻からシャーっと出れば、準備完了です。

ここで大事な注意点です。

「勝負は土俵の外にあり」ではありませんが、**実はこの大腸の洗浄が、検査の成否のカギを握る、とても重要なポイント**になります。

なぜなら、大腸の中をきちんと観察するためには、しっかりきれいになっている必要があるからです。もし便が大腸の中に残っていれば、せっかく検査を受けても、「よく見えなくてわからなかった」ということになりかねません。

大量の下剤を飲むのは結構大変なのですが、ここが重要だと思ってしっかり頑張りましょう。

洗浄が終われば、あとは検査を受けるだけです。自分が頑張って上手くやらなくてはいけないことは何もありません。検査医とスタッフに、すべてお任せしましょう。検査は丸一日かかると思ってください。その他の予定は入れないようにしましょう。

内視鏡前に常用薬をどうするかは、胃カメラと同じですQ16参照。

Q78

大腸カメラの前に心がけることはありますか？

A 便通をよくしておくこととスケジュール管理が大切です

前問で解説した通り、大腸の洗浄が検査の質を左右します。前もって下剤をきちんと内服して、できるだけ便通をよくしておきましょう。

また、もし大腸カメラで大腸ポリープを切除することになったら、切除面から出血するリスクがあります。その可能性をできるだけ低くするために、**最大で1週間の飲酒、運動の制限が必要になります。**

検査後1週間は、会食やゴルフなどの予定は入れないように、しっかりとスケジュール管理をしましょうQ82参照。

Q79

大腸がん検査を受けて、合併症が起こることはありますか？

A 1万人に1人の割合と報告されています

大腸がん検査のうち、便潜血検査は便の一部を提出するだけなので、合併症はありません。

一方、大腸カメラには合併症のリスクがあります。全国集計によれば、大腸カメラを受けた人の**約0・01％**（438人／381万5千人）になんらかの合併症が起きています。そして、16人（0・0004％）の死亡例も報告されています（注22）。

合併症の中でも頻度が多いのは「穿孔《せんこう》」と「出血」です。

「穿孔」は、大腸の曲がり角などでカメラを無理に押すことによって、大腸がビリっと破《やぶ》れてしまうことです。場合によっては緊急手術の対象にもなり、**報告されている死亡例も、ほとん**

どが穿孔によるものでした。

また、カメラと大腸の粘膜がこすれて、「出血」することがあります。ただし、血をサラサラにする薬（抗血栓薬）を内服していない限り、普通は出血してもすぐ止まりますQ16参照。大事に至ることはまずありません。

穿孔や出血まではいかなくても、大腸カメラの検査中に腹痛やお腹の張る感じが出ることはしばしばあります。特に、**帝王切開や子宮筋腫《しきゅうきんしゅ》の手術などをした人は、お腹の壁と大腸が癒着《ゆちゃく》していることが多く、不快な症状が強く出る傾向があります。**それを緩和するために、鎮痛剤などを注射して検査を受けることもできます。

鎮痛剤の使用の可否については、医療機関によって対応がわかれるので、事前に問い合わせることをお勧めします。

時々、「胃カメラが苦しかったから大腸カメラも苦しいに違いない」（もしくはその逆）と考える人がいます。しかし、似てはいるものの両者は全く別の検査なので、そのような相関関係はありません。

Q80 大腸カメラと胃カメラは同じ日にできるのでしょうか？

A 原理的にはできますが、医療機関によって対応がわかれます

少し大雑把《おおざっぱ》に言うと、胃カメラは朝ごはんを抜けば受けられます（Q16参照）。

また、大腸カメラは朝ごはんと昼ごはんを抜いて、下剤で大腸を洗浄すれば受けられます（Q77参照）。

つまり、**大腸カメラの準備をすれば、おのずと胃カメラの準備も整うのです。**

ただし、原理的にはできたとしても、同じ日にやれるかどうかは、各医療機関の判断になります。体に負担がかかるという判断で別の日にやることもありますし、同じ日にするとしても、午前中に胃カメラを施行して、そのあとから下剤を飲んで午後に大腸カメラを施行する、というケースもあります。

同日検査を希望する方は、**事前に問い合わせるようにし**てください。

Q81

ポリープがあったらすべてとったほうがいいんでしょうか?

A 大きなもの、形のいびつなものは切除をお勧めします

大腸ポリープの一部は、がん化のリスクを持った「前がん病変」です(Q70参照)。米国では、大腸ポリープをすべて切除することによって、**大腸がんの患者数が76~90%減少した**と報告されています(注23)。

しかし、ポリープがたくさんある人の場合は、すべて切除しようとすると、それなりに体に負担がかかってしまいます。またポリープの種類によっては、がん化のリスクがほとんどないものもあります。

まずは**5㎜以上の大きさのもの、形のいびつなもの**など、がん化のリスクが高いものから切除していけばよいでしょう。

Q82 ポリープをとることのリスクはありますか？

A 起きうる合併症として、「穿孔《せんこう》」と「出血」があります

「穿孔」と「出血」は、大腸カメラを受けるだけでも起きうる合併症ですQ79参照。しかし大腸ポリープを切除すると、そのリスクがさらに上昇してしまいます。

切除時に、腸の壁を深く切り込むことによって**「穿孔」のリスクは上昇**します。特に大きなポリープを切除する場合に起きやすくなります。

切除時だけでなく、切除後、少し時間がたってから穴が開いてしまうケースもあります。帰宅後に「お腹が痛い」「お腹が張る」「熱が出てきた」などの症状が出た場合は、**様子を見ないですぐに医療機関に連絡をするようにしてください。**

「出血」も、やはり切除することによってリスクが上昇します。切除時に出血すれば当然止血処置をしますが、数日たった後に傷跡から出血するというケースもしばしばあります。これを出血の中でも特に**「後出血」**といいます。

後出血のリスクを最小にするために、ポリープ切除後は**飲酒や運動、遠出などを最大1週間制限する必要があります。**

ですので、大腸内視鏡を受ける予定がある人は、あらかじめ検査後1週間の間に会食、ゴルフ、出張などの予定を入れないようにスケジュールを調整するようにしてください。

それだけきちんと気をつけたとしても、**後出血のリスクをゼロにすることはできません。**肛門からポタポタ血が出てくるようであれば、やはりすぐに医療機関に連絡をするようにしてください。

Q83 内視鏡で大腸ポリープをとった後も、大腸カメラを行うべきでしょうか？

A 再発や見落としの可能性があるので、経過観察が必要です

まず前提として、大腸ポリープがない人というのは、何歳であっても全くありません。ですので、切除するような大腸ポリープがあったという時点で、その人は**「大腸がんのリスクが平均よりは高め」**と考えたほうがよいでしょう。

特に、30歳～50歳代と比較的若い年代で大腸ポリープができた人は、今後も新たなポリープができてくる（＝再発する）可能性は十分あるので、定期的な再検査が必要になります。

また、検査をして何も問題がないといわれた人も、リスクがゼロなのかどうかはまだわかりません。

まず、**下剤で大腸が十分にきれいになっていたかどうか**が重要です（Q77参照）。洗浄が不十分であれば、ポリープを見落とすリスクがグンと上がってしまいます。

さらに、たとえきれいになっていても、見落としのリスクをゼロにすることは、実はできません。

大腸は蛇腹状のヒダが連続する構造になっています（たとえていうと、洗濯機の排水ホースのようなイメージです）。そうすると、ヒダの裏側に隠れている小さなポリープを発見できないことがあるのです。

それぐらい小さなポリープが**現時点で問題になることはまずありません**が、将来的には大きく育っていく可能性はあります。

見落としの問題まで考慮すると、1回の検査で何も問題がなくても、「今後はやらなくてよい」とまではいえないのです。

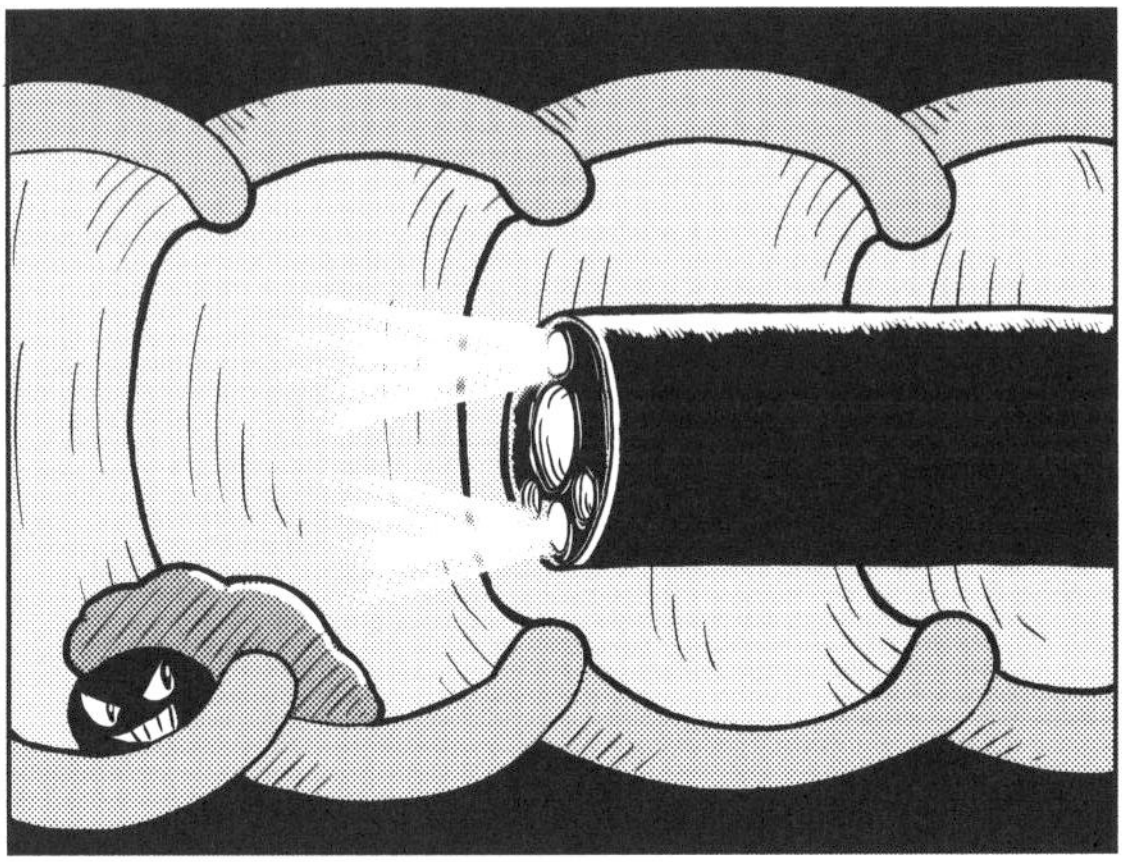

Q84 検査はどのくらいの頻度で行けばいいのでしょうか？

A 頻度をどうするかについて判断するためには、3つの確認事項があります

実は、この問題に対する明確な回答はありません。方針が決まっていないのです。アメリカでは「10年後」といわれています。これは、十分な安全性が保障されているからというよりも、10年後に進行大腸がんで亡くなる人の数は「ゼロではないが、相当少ない」という**統計学的な判断**です。

アメリカは生命保険会社の発言力がとても強く、生命倫理に＋α（プラスアルファ）のロジックが紛《まぎ》れ込んでしまいがちなので、多少割り引いて考える必要があります。

「次回いつにするか」を判断するためには、次の3つの確認事項があります。

①「きちんとした検査ができたか」

繰り返し解説している通り、もし大腸の洗浄が不十分で便がたくさん残っていたのであれば、ポリープの見落としのリスクが上がります。

その場合は、十分な下剤を追加して、**万全の状態で再検査したほうがよいでしょう。**

②「どんなポリープがいくつあったか」

小さなポリープが1つあっただけなら、あまり気にしなくてよいでしょう。

一方、大きなポリープがあったり、小さくても複数のポリープがあったりした場合は、注意が必要です。新たなポリープができる可能性は高くなります。

③「大腸がんのリスク因子がないか」

大腸がんのリスク因子がある人 Q64参照、**肉が大好きで標準より多く食べる人** Q65参照 は、そうではない人に比べて注意が必要です。

以上を踏まえた上で、頻度をどうするかについて、私の考えを述べます。

①は必須の条件です。その上で、②や③のどちらのリスクもない人は、5年に1回でも普通は問題になりません。一方、②と③のどちらかある人は3年に1回、②③両方ともにある人は状況が落ち着くまで1~2年に1回は受けたほうが安全です。もし、「そんなに受けられない」というのであれば、**便潜血検査だけでも毎年受けるようにし**てください。毎年受け続けることによって、大腸がんで死亡するリスクを下げることができます Q72参照。

Q85 大腸がんの手術にはどのような方法がありますか？

A 内視鏡手術、外科手術、緩和手術などがあります

まず大きく「内視鏡手術」と「外科手術」に分けられます。がんが早期で粘膜の表面近くにとどまっていれば、**内視鏡（大腸カメラ）だけで切除することも可能**です。この場合、お腹に傷はつかないし、大腸はほぼ100％温存されるので、体に対する負担は最小限で済みます。

少し進行していて内視鏡で切除できる時期を逃していれば、次は「外科手術」になります。お腹を開けてがんを切除する「開腹手術」が一般的ですが、肛門からすぐの場所にできたがんは、肛門から手術器具を入れてがんを切除する（つまり開腹しない）方法もあります。

また近年は、「腹腔鏡《ふくくうきょう》手術」が盛《さか》んに行われています。お腹に小さな穴をいくつか開け、そこからスコープや電気メスなどを入れて、お腹の中でがんを切除する方法です。

お腹をしっかり開ける開腹手術よりも**体に対する負担が少ないのがメリット**ですが、当然視野が悪くなるため、高度な技術が必要になり、手術時間も長くなる傾向があります。

また非常に進行した状態で完治が望めなかったとしても、便通を確保するためだけに手術をする場合があります。これを「緩和手術」といいます。

大腸がんの進行度や場所によって選択肢が大きく変わってくるので、主治医から十分な説明を受けるようにしてください。

Q86

大腸がん手術の合併症には何がありますか？

A 主な合併症として、「縫合《ほうごう》不全」と「腸閉塞」があります

様々な合併症が起こりえますが、この2つの頻度が多少高めです。

大腸がんの手術の場合には、がんを腸管ごと切除したのち、残った腸管同士を縫合します。この時ピッタリと閉じられれば問題ないのですが、**閉じきれずに隙間が残っている**と（これが**「縫合不全」**です）、そこから便がお腹の中に漏《も》れ出て、腹膜炎を起こしてしまいます。

縫合不全が起きた場合には、絶食や、お腹の中の液体を吸い出すドレナージチューブの挿入、再開腹してお腹の中を洗浄するなどの対処方法があります。

次に**「腸閉塞」**です。これは、**様々な原因によって腸が動かなくなり、排泄《はいせつ》されない内容物**

で腸管が充満し、パンパンに膨《ふく》れ上がってしまう病気です。腹痛や嘔吐《おうと》を繰り返します。

腸閉塞を起こす原因として、2つのものが考えられます。

1つは**麻痺《まひ》性**の腸閉塞です。手術後に食事を開始すると、急に負担が掛かったショックで腸管が動きを止めてしまうことがあるのです。この場合は食事を中止して腸を休ませると回復します。

もう1つは**癒着《ゆちゃく》性**の腸閉塞です。これは、手術の影響で腸とお腹の壁がくっついてしまい、腸管が狭《せま》くなったり、不自然な形に折れ曲がったりすることによって、通りが悪くなるものです。症状が重い場合には、鼻からチューブを入れ、腸管に溜《た》まっている内容物を外に出す処置をします。

腸閉塞を予防するために、普段の食生活では、**海藻やキノコ、繊維の多い野菜などをできるだけ避けるようにしましょう。**

Q87

大腸がんは再発しますか？再発した場合、どんな治療法がありますか？

A 再発することがあり、その場合には手術や抗がん剤治療を追加します

大腸がんのもともとのステージによっては、現時点では確認できなくても、将来的に肝臓や肺に再発する可能性があるので、**再発予防として抗がん剤を使う**ことがあります。これを**術後補助化学療法**といいますQ61参照。

それでも再発してしまったらどうすればいいでしょうか？

大腸がんの再発には**2種類のパターン**があります。

1つ目は、手術でがんを切除したけれども、実は取りきれていなくて、大腸同士をつないだ吻合《ふんごう》部近くに再発するという**「局所再発」**です。この場合には追加の手術が選択されます。

２つ目は、肝臓や肺など、**「遠隔臓器への再発」**です。

この場合でも、手術で取りきれると判断すれば、手術が選択されます。取りきれないようであれば、まずは抗がん剤や放射線による治療が選択されます。

第3章

がんとはどう向き合えばいいのか

Q88

がんは遺伝と関係しますか？ 胃がん、大腸がんの家系はあるのでしょうか？

A 一部のがんは遺伝と関係し、大腸がんの家系も存在します

数種類のがんで、**遺伝子変異が原因のため、家系的に発症しやすくなる**ことがわかっています。比較的頻度の多いものとして、大腸がんができやすくなる**「リンチ症候群（ＨＮＰＣＣ）」**や、**「家族性大腸ポリポーシス（ＦＡＰ）」**、乳がんと卵巣がんができやすくなる**「遺伝性乳がん・卵巣がん症候群（ＨＢＯＣ）」**があります。

特にＨＢＯＣは女優のアンジェリーナ・ジョリーさんがその家系にあり、予防的に乳房切除術を受けたことによって世界的なニュースにもなりました。

これらの家系は、主要ながん以外にも、その他の臓器のがんを併発することがあります（表参照）。

遺伝性疾患と発症しやすいがん

	主ながん	併発しやすいがん
リンチ症候群（HNPCC）	大腸がん	子宮内膜がん
		胃がん
		卵巣がん
		小腸がん
		etc.
家族性大腸ポリポーシス（FAP）	大腸がん	胃がん
		小腸がん
		デスモイド腫瘍
		甲状腺がん
		脳腫瘍
		etc.
遺伝性乳がん・卵巣がん症候群（HBOC）	乳がん 卵巣がん	膵がん
		前立腺がん
		副腎皮質がん
		脳腫瘍
		子宮内膜がん
		etc.

一方、胃がんだけができやすくなる家系というのはありません。リンチ症候群、家族性大腸ポリポーシスでは確かに胃がんも併発しやすいのですが、あくまで一番注意が必要なのは大腸がんです。

また、特定のがんへのなりやすさではなく、がんの種類は様々だけど、親類にがんになった人が多いという、いわゆる**「がん家系」**もあります。

それは**「p53」という「がん抑制遺伝子」に変異がある家系**です。

がん抑制遺伝子はその名の通り、細胞ががん化するのを抑えるブレーキの役目を持っています。遺伝子は両親から1つずつもらって、2つで1セットになっています。1つのp53に変異があっても、もう1つが正常であればブレーキの役目はきちんと果たします。

ただし、生きている間にもう1つのp53にも変異が起これば、がん化の可能性は高まります。

つまり、**普通の人は「2段」階段を上がらないとがん化しないところを、すでに「1段階段を上がった状態」にある**といえます。

特定のがんには偏《かたよ》っていないけど、親類にはがんが多いという人は、**「p53」**に変異をもっている可能性があります。

ただし、その変異を親から受け継ぐ可能性は1／2です。がん検診はきちんと受けることをお勧めしますが、過剰な心配はしなくていいでしょう。

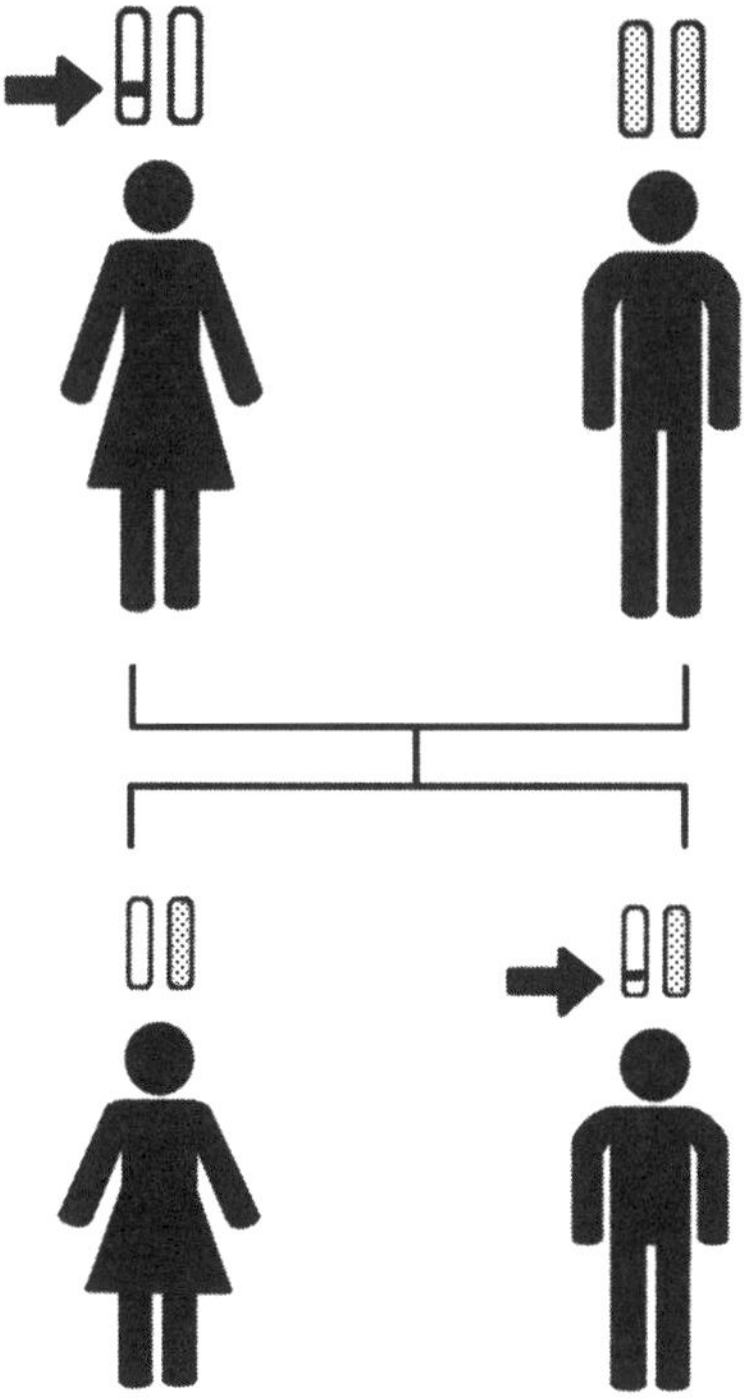

Q89

がんで余命何年というのはありますか？

A ありえますが、通常は平均的な5年生存率で考えます

がんになった場合、今後の見通しについては5年生存率で説明するのが一般的です。つまり、「あなたはステージ○なので、5年生存率はこれぐらいと報告されています」といった趣旨の説明ですQ9、62参照。

5年生存率はあくまで全体の平均値であって、**患者さん一人ひとりの余命とは違います。**治療に対する反応は個人差があり、ステージ1でも5年後に亡くなっている方はいるし、ステージⅣでも生存している方もいます。

個人の余命を正確に判定することは困難なので、「あなたは余命3年です」といった説明をすることはまずありません。

しかしそうはいっても、ステージⅣなど非常に進行した状態でがんが見つかって、５年後の話をすることが現実的ではない、もしくは患者さんにとって有益ではないというケースはあります。

そういったケースでは、今までの報告されているデータや、臨床経験に基づいて、あと１年ぐらい、もしくは数ヶ月という説明になることもあります。

その場合でも、余命というのは基礎体力によって左右されるし、治療が予想以上に効果があったり、もしくはなかったりするので、ある程度の幅をもたせて答えるのが一般的です。

Q90

がんの自然治癒はありますか？

A きわめて稀《まれ》ながら報告されています

がんの自然治癒については、「小児の腎芽腫」、「腎細胞がん」、「メラノーマ」、「リンパ腫」などで報告されています（注24）。

しかし、いずれも「こういう非常に珍しいことがあった」という症例報告であって、**頻度としては極端に低いもの**です。

そして私が調べた限り、胃がんや大腸がんでは、残念ながら信頼に足る報告というのはありませんでした。

もしあるとすれば、「進行性の胃がんだと思ったら、実は形の崩れた胃潰瘍で、自然治癒した」というケース（つまり一種の誤診）だと思います。

ただし、「まだカメラでも認識できないような超早期の胃がんや大腸がんができて、自然治癒した」という現象が起きている可能性を、ありえないと否定することは誰にもできません。というのは、**小腸ではそれと似たようなことが起こっている**と考えられているからです。

小腸にはがんが少ないことが経験的にわかっています。みなさんの周りでも、小腸がんになったという人の話を聞いたことはほとんどないと思います。それは、なぜでしょうか？

実は、小腸の粘膜はいわゆる「新陳代謝」が非常に活発で、小さながんができたとしても、**古い粘膜と一緒にすぐ剝《は》がれ落ちてしまう**ので、がんが少ないのだろう、と推測されているのです。

それが事実であれば、胃や大腸の粘膜にできたがんが、新陳代謝とともに剝がれ落ちて治癒するケースも、少なくとも理論的にはありうると思います。

しかしこれは非常に小さながんの話であって、進行した大きな胃がんや大腸がんが自然治癒するということは、まずないと考えられます。

Q91

がんの進行は、若い人のほうが速いのでしょうか？

A 原則的に同じで、速いという客観的なデータはありません

若い人ががんになる場合には、特殊な遺伝子異常があったり、そもそも急速に悪化するタイプのがん（たとえば白血病など）が多かったりするので、驚くほど速く進むということはありえます。

一方、高齢の男性には前立腺がんが非常に増えてくるのですが、前立腺がんはもともと悪性度がそれほど高くなく、ゆっくり進むがんです。

つまり、年齢というよりも、**その年代がかかりやすいがんの種類によって進行する速度が違う**のです。そのため、若い人のがんは進行が速く、高齢の人のがんは遅いというイメージがあるのでしょう。

一方、同じがんであるならば、**40代の人も80代の人も、おおむね同じペースで進行する**と考えられます。

正常な細胞というのは、一定のスピードを保って分裂を繰り返し、分裂回数の上限に達すると、みずから死んでいきます。決まった寿命があり、それはとても正確にコントロールされた一生なのです。

ところが、正常な細胞ががん化すると、周囲の細胞におかまいなしに、猛烈なスピードで分裂して増殖し続けます。そしてその回数には制限がありません。つまり**「寿命がなくなって不死化する」**のです Q1参照 。

これは、**いわば時間の制約から解き放たれたようなもの**なので、がんの宿主が若かろうが高齢であろうが関係ありません。

むしろ、高齢の人のほうが基礎体力がなかったり、治療の副作用が強く出たりして、若い人よりも分《ぶ》の悪い闘いを強《し》いられることのほうが多いでしょう。

Q92

ストレスはがんの原因になりますか？

A 可能性はありますが、客観的な証拠はありません

結論から言うと、ストレスと発がんの因果関係を示すしっかりとしたエビデンス（科学的根拠）はありません（注25）。

そもそもストレスというのは様々な種類がある上に、きわめて主観的なものなので、目で見てわかるデータの形で評価することが非常に難しいのです。

ストレスに関する客観的なエビデンスを出すのは、今後も相当困難でしょう。

ただし証拠がないというだけで、「ストレスで発がんすることはありえない」と否定することもできません。

ストレスで免疫能力が落ちれば、平常時では免疫が撃退していたがんの芽が包囲網をくぐり抜け、発がんのリスクが上がるということもありえるでしょう。

Q93

がんは再発せずに5年たてば大丈夫なのですか？

A 必ずしもそうとは限りません

「5年再発しなければ完治」と考えている方が時々いますが、多少誤解があるようです。

5年という数字は、おそらく「5年生存率」からきているものと思います。

5年生存率とは、「病気が発見されてから5年後に生存している人の割合」を示します Q9参照。**この定義では「無再発」かどうかは考慮されていません。** 再発していても、治療中であっても、あくまで5年後に生存していればカウントされるのです。

5年生存率は、一般的に治療法同士を比較するための指標（5年生存率が高い治療法のほうが優《すぐ》れていると判断できる）であって、ここには「完治したかどうか」という概念は入っていないのです。

抗がん剤などがまだ発達しておらず、早期発見もなかなかできなかった一昔前までは、がんはもっと短い期間で命を落としてしまう病気でした。

がんが見つかった時は大抵進行した状態であって、がんと共存しながら5年間生き延びるということは例外的なことだったのです。

そのため、**「5年生存すること」が「完治」とほぼ同義に考えられていた**のです。

しかし医療が発達した現代においては、がんを治療しながら5年以上生き延びる方もたくさんいます。また、術後補助化学療法の進歩などもありQ61、87参照、再発するにも時間がかかるようになっています。実際に、5年以上たってから再発するというケースもしばしば経験します。

無再発で5年以上経過すれば安心材料が増すのは事実ですが、**ホッとしすぎて、がん検診をやめるといったことはくれぐれもないように**しましょう。

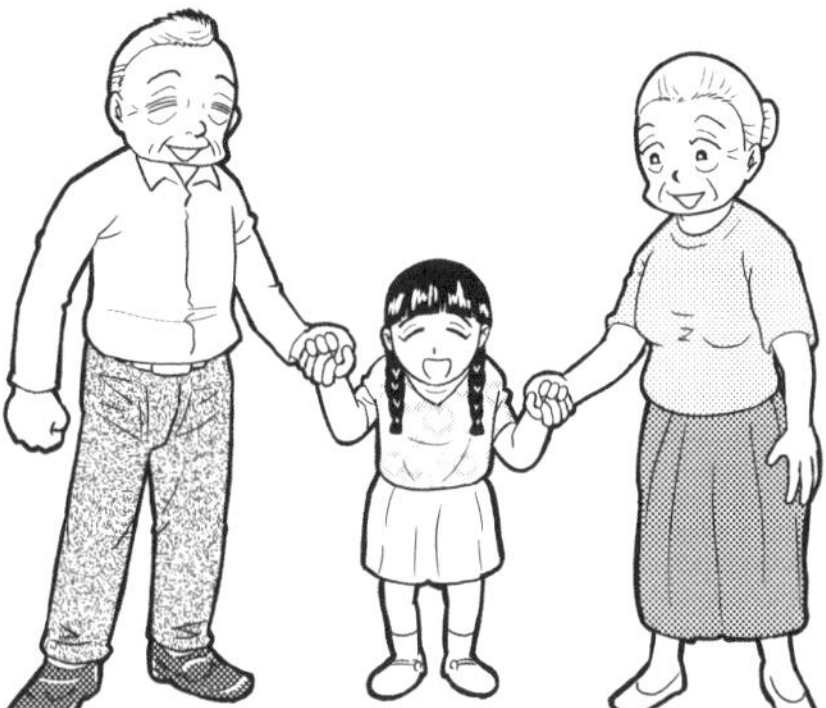

Q94

がんの生存率が病院によって差があるのはなぜですか?

A 患者のリスク因子の有無によっても差が出ます

2018年に国立がん研究センターが、全国230の病院別に、がんの5年生存率を報告して非常に話題になりました(注26)。

それによると、確かに病院によって生存率にかなり差があります。

しかし、これは各病院によって治療しているがんのステージ分布が違うから、で説明できます。つまり、ステージⅠの患者が多い病院のほうが全体の生存率が高くなり、ステージⅣの患者が多ければ生存率は低くなるということです。

しかし、実はステージ別に分けて、同じステージであっても、やはり病院によって生存率に差が出るのです。これはなぜでしょうか?

もちろん、**「医療レベルに差があるから」**は、どう否定しても最後まで残ります。むしろ、

差がないと考えるほうが、不自然でしょう。

レベルの高い専門家がいるかどうか、科全体のクオリティコントロールができているかどうかなどで、どうしても差が生じてしまいます。とある北関東の大学病院で、腹腔鏡《ふくくうきょう》手術を受けた方の多くが亡くなったというニュースは非常に衝撃的でしたし、散発的な医療ミスであれば、枚挙《まいきょ》にいとまがありません。


ただし、決して医療レベルが低くなくても、ステージごとの生存率が低くなることはありえます。なぜなら、ステージは同じでも、**患者の特徴（リスク因子を持っているかどうか）がそれぞれ違う**からです。

「年齢（高齢者かどうか）」や、「糖尿病」、「心疾患」、「呼吸機能障害」、「腎機能障害」の有無といった要素で、**治療の結果は大きく左右されます。**

そういった患者は他の病院に紹介して、リスクの低い患者だけを治療すれば、その病院の見かけの生存率は上がります。一方、リスクがあっても、それを受け入れて治療をすれば、生存率は低くなってしまうでしょう（もちろん、蛮勇もダメですが）。

結局、**「生存率が低い」イコール「医療レベルが低い」という単純な構図ではない**、ということです。

Q95

検査を受ける際に間違いのない医師の探し方はありますか？

A くちコミ、ホームページ、通いやすさなどから総合的に判断します

これはとても難しい問題です。

結論からいってしまえば、経験豊富な専門医を個人的に知っていれば直接依頼する、もしくはそのような医師を知人から紹介してもらうというのがベストでしょう。

しかし、もちろん誰もがそのようなつながりをもっているわけではありません。

あとは、自分の周囲で検査を受けたことがある人に、受けた医療機関の感想を聞くのも有用です。

ただし、ある程度大きな病院だと検査医が複数いて、通常は受診者側から検査医を指定することはできません。**誰に当たるかはわからない**、ということです。

では専門医が一人で開業している評判のよいクリニックを選べばいいのかもしれませんが、そういう所は大抵「がん検診」には対応していません。何らかの症状がある場合に、保険診療で受診する分にはなんの問題もありませんが、健康チェック目的で検査を受けることは難しいでしょう。

結局のところ、**ホームページ**などを見て、よさそうだと思ったところを受診するのが一番現実的な方法です。チェックすべき項目としては、**外来担当表**（受診する曜日である程度医師を選択できる）、目星をつけた**医師の職歴や専門医の有無**、あれば**検査室の写真**（整理整頓されているかどうか）などがあります。また、大腸ポリープをとる場合は夜間に後出血する危険性があるのでQ82参照、できれば**救急外来がある病院がベスト**です。

そして検査後によかったと満足すれば次回もそこで定点観測すればよいし、今一つだったと思えば、次回は違う所を受診して、前の検査医とは違う視点で診てもらえばよいでしょう。同じ病院を受けるメリットも、違う病院を受けるメリットもあるのです。

Q96 高齢の医師は避けたほうがいいでしょうか？

A そんなことはありませんが、注意点はあります

高齢であっても、きわめて内視鏡の技術が高い先生はたくさんいます。

どの分野でもそうでしょうが、単純に**「経験が豊富」**ということは、重要なポイントです。

遭遇した困難症例の数、レアケースの数というのは、やはりおろそかにはできません。

ただし、古い機材や物品を使用し続けているようなところは避《さ》けたほうが無難です。

また一般論として、高齢の医師が一人でやっているクリニックよりは、同業者が周囲にいるような医療機関のほうがよいでしょう。

よくいわれるように医療は日進月歩なので、医療資材も医療情報も、**きちんとアップデートし続けているという様子がうかがえない所はお勧めできません。**

Q97 セカンドオピニオンは必要でしょうか？

A 少しでも方針に納得がいかない部分があれば、お勧めします

「セカンドオピニオン」とは、現在診療を受けている医師の意見（ファーストオピニオン）とは別に、違う医師の意見を聞きに行くことです。

現在の治療方針に納得がいかない部分がある場合には、積極的にセカンドオピニオンの制度を活用することをお勧めします。

セカンドオピニオンがファーストオピニオンと同じであれば、治療を受け入れる気持ちが深まりますし、違うのであれば、より自分が納得できる方法を選択すればいいのです。

「担当医に悪いから、セカンドオピニオンを受けたいと言い出せない」という人もいるかもしれません。

しかし、**そんな心配はまったく不要です。**セカンドオピニオンを受けに行ってもらうことは、**医師にとっても非常に有益**なことなのです。

たとえば納得がいかないまま治療を行って、何らかの副作用が出た場合、たとえその副作用が十分ありうることであったとしても、トラブルに発展する可能性は十分あります。

そのため、セカンドオピニオンによって患者が自分の病気について理解を深めておいてもらうことは、実は**医師にとっても大変ありがたい**ことなのです。

患者がセカンドオピニオンを受けたいと言うと不機嫌になるような医師は、早めに見切りをつけたほうがよいでしょう。

ただし、いたずらにセカンド、サード……と病院を転々とする「ドクターショッピング」はお勧めできません。その分時間は過ぎていくので、**適切な治療を受けるタイミングを逃す可能性があります。**そしてその結果、怪しげな医療を行う病院にはまり込んでしまう人さえいるのです。

まずはデータがきちんと揃《そろ》っているスタンダードな医療（Q98参照）を選択することが、病気を治療するうえでは一番の近道なのだということを肝《きも》に銘《めい》じておきましょう。

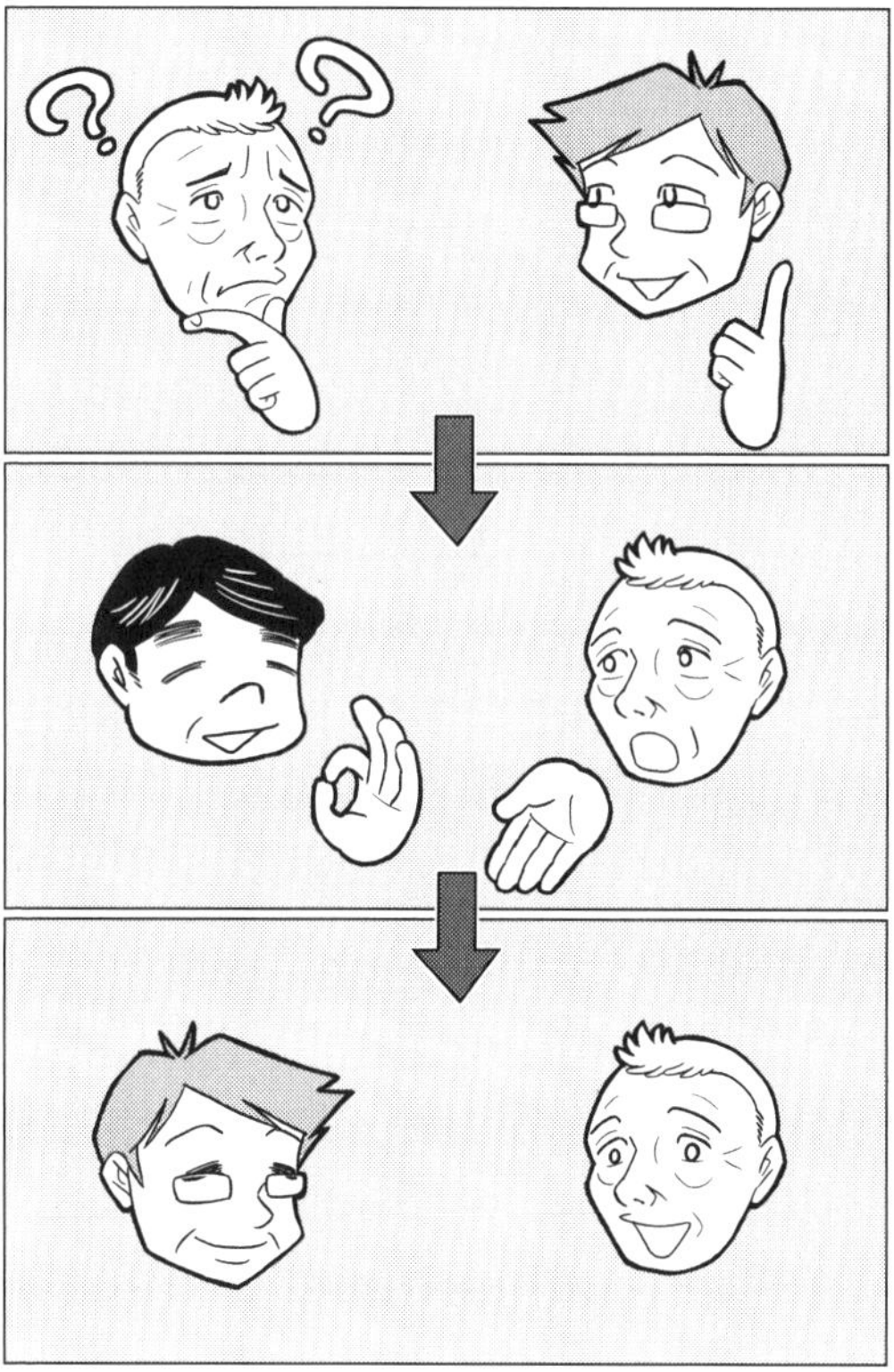

Q98

標準治療って何ですか？

A データがきちんとそろっているスタンダードな医療のことです

データがきちんと揃っているというのは、**科学的根拠（エビデンス）がある**、ということです。

エビデンスがあるというのは、具体的には次のようなことです。

がん患者さんを「最新の治療法A」と「今までのベストの治療法B」に分け、何年間も経過観察し、どちらのほうがより効果があるか、生存期間を延ばすか、副作用が少ないかということを臨床試験で比較検討します。

そしてその結果、Aのほうが優《すぐ》れていれば、Aがその時点での「標準治療」ということになります。

次に、新しい「治療法C」が出れば、またAとCを比較検討します。その結果Cのほうがよければ、今度はCが標準治療になります。

こうやって医療の世界は、長い時間をかけて、標準治療に磨《みが》きをかけてきました。つまり、**標準治療こそが、その時点における、もっとも効く可能性の高い治療法**だということです。

時々、「標準治療」イコール「月並みな治療」であって、どこかに「ＶＩＰ用のもっと優れた治療」があると信じ込んでいる人がいますが、**そんなことは絶対にありません。**これは断言します。

もう１つ大事なことは、よくメディアなどで紹介される**「最先端の治療」は、決してベストとはかぎらない**ということです。

もちろん、次世代の標準治療になる可能性があるから研究されているのでしょうが、本当に取って代わるかどうかは、きちんとした臨床試験の結果を待たなくてはいけません。

様々な治療を受けたうえで、他に有効な選択肢がないのであれば「最先端の治療」もよいと思いますが、決して一番初めに選ぶものではないのです。

現段階でもっとも可能性が高いものが「標準治療」という称号を得るということをしっかり覚えておいてください。

Q99

がん検診は何歳まで受ければいいのですか？

A 日本では、年齢の上限なくがん検診が受けられますが、体力があるうちに、しっかり受けておくのがよいでしょう

これは非常に難しい問題です。**個人の考えや哲学、置かれている生活環境によって正解がまったく変わってくる**からです。

1つのヒントとして、海外ではこの問題にどう対処しているのかをみてみましょう。

まず、欧米では胃がんが少ない（Q28参照）ので、胃がん検診はほとんど行われていません。

では大腸がん検診はどうでしょうか？

イギリスでは、公的な大腸がん検診として、55歳で大腸カメラを、60歳～74歳で便潜血検査を受けることができます（注27）。

日本の自治体のがん検診には大腸カメラがないので、イギリスのほうが進んでいるともいえますが、この大腸カメラは全大腸ではなく、直腸とS状結腸までしか観察しないものです。加えて、便潜血検査は74歳までと上限があります。

このように、**海外の公的ながん検診は受けられる年齢の上限が設定されている**ことが多く、オーストラリアの乳がん検診も、50歳～74歳の女性を対象としています（注28）。

現状では、「74歳ぐらいまで」というのが1つのコンセンサスになっているようです。

加えて、入っている保険の種類によって、受けられるがん検診が違うという国もあります。

翻《ひるがえ》って日本は、国民皆保険で、誰であっても無料もしくは格安で、年齢の上限なくがん検診が受けられるので、**かなり恵まれている**といえるでしょう。

それを考えれば、**元気なうちはがん検診をしっかり受けて、体力的にしんどいものや、今までずっとなんの問題もなかったものから少しずつ減らしていく**、ということでよいのではないでしょうか。

Q100

がんで死ぬのは避けなくてはいけないのですか？

A もちろん、そういう訳ではありません

日本人の3人に1人はがんで亡くなる時代です。また、がんの中には治癒の難しいものもあります。どんなに健康に気をつけても、がんから逃《のが》れられなかったというケースもあるでしょう。

むしろ、**「がんで死ぬのは意外と悪くない」と思っている医療者も少なからずいます。**

なぜなら、心筋梗塞や脳卒中であっという間に亡くなる人と比べて、ほとんどのがんは亡くなるまでに**ある程度の時間が残されている**ため、やり残したことをやったり、身のまわりの整理をしたりすることができるからです。

「でもがんの末期は、痛みなどで苦しむんじゃないか」と心配かもしれませんが、緩和医療が進んだ現在では、**苦痛のほとんどをコントロールすることができる**ようになってきました。

しかしそんながんであっても、当然のことながら、**避けられるものはしっかり避けるべき**でしょう。

生活習慣の乱れなどは、病気がないうちは過小評価しがちです。お酒、タバコは好きなだけ楽しみ、おいしい食事をお腹いっぱい食べ、がん検診に行くぐらいならどこかに遊びに行く……という人もいるかもしれません。

しかし、そんな人であっても、いざ発がんすると、

「タバコをやめればよかった」

「もっと体重を落とすべきだった」

「ピロリ菌を放っておかなければよかった」

と必ず後悔してしまいます。

それでも早期に発見できて、治すことができればよいでしょう。

しかし、もし胃がんや大腸がんで、治るタイミングまで逃してしまったら……。

「なんでがん検診をきちんと受けなかったのだろう……」

と、**残りの人生が後悔で押しつぶされてしまうかもしれません。**

それを避けるためには、たとえ最終的にがんで亡くなるとしても、

「自分は生活習慣を律し、がん検診も受け、自分のできる範囲内でやれることはきちんとやった」

と思えることが大切だと思います。


人生の最後に後悔は不要です。「自分は生をまっとうした」と思いながら、できるだけ平穏、幸せであってほしいと、私自身も願っています。

参考文献（注）

■第１章　胃がんを治す、防ぐ！

（注１）全国がんセンター協議会加盟施設における５年生存率（２００７～２００９年診断例）より

（注２）ＩＡＲＣ（国際がん研究機関）およびがん情報サービスの報告より

（注３）上村直実 H.pylori 未感染胃癌の特徴　消化器内視鏡学会雑誌 56 巻５号 1733 － 1742

（注４）環境省「放射線による健康影響等に関する統一的な基礎資料（平成２６年度版)」より

（注５）Hooi JKY et al. Global Prevalence of Helicobacter pylori Infection: Systematic Review and Meta-Analysis. Gastroenterology. 2017 ;153:420-429.

（注６）Deguchi R et al. Effect of pretreatment with Lactobacillus gasseri OLL2716 on first-line Helicobacter pylori eradication therapy. J Gastroenterol Hepatol. 2012;27:888-92.

（注７）Lee YC, et al. Association Between Helicobacter pylori Eradication and Gastric Cancer Incidence: A Systematic Review and Meta-analysis. Gastroenterology. 2016;150:1113-1124.

（注８）Ford AC, et al. Helicobacter pylori eradication for the prevention of gastric neoplasia. Cochrane Database Syst Rev. 2015 Jul 22;(7):CD005583.

（注９）Murakami K et al. Vonoprazan, a novel potassium-competitive acid blocker, as a component of first-line and second-line triple therapy for Helicobacter pylori eradication: a phase III, randomised, double-blind study. Gut. 2016 Sep;65:1439-46.

（注 10）孝冨士 喜久生ら　スキルス胃癌の臨床的特徴と疫学　臨牀消化器内科 27 巻９号 1167-1172、

（注 11）太田 惠一朗ら　スキルス胃癌の長期生存例　臨牀消化器内科 27 巻９号 1263-1271

（注 12）望月 福治ら linitis plastica 型胃癌診断の現状―集検受診群と病院例から 胃と腸 27 (5) ,551-563

（注 13）北川 晋二ら linitis plastica 型胃癌と胃底腺領域癌の年代的推移―集検受診群と病院受診群を対比して 胃と腸 27 (5) ,565-578

■第２章　大腸がんを治す、防ぐ！

（注 14）Takachi R et al. Red meat intake may increase the risk of colon cancer in Japanese, a population with relatively low red meat consumption. Asia Pac J Clin Nutr. 2011;20:603-12.

（注 15）Calle EE, et al. Overweight, obesity, and mortality from cancer in a prospectively studied cohort of U.S. adults. N Engl J Med 2003;348:1625-38.

（注 16）Sasazuki S et al. Diabetes mellitus and cancer risk: pooled analysis of eight cohort studies in Japan. Cancer Sci. 2013;104:1499-507.

（注 17）Nakama H, et al. Colonoscopic evaluation of immunochemical fecal occult blood test for detection of colorectal neoplasia. Hepatogastroenterology 1999; 46: 228-31

（注 18）Park DI, et al. Comparison of guaiac-based and quantitative immunochemical fecal occult blood testing in a population at average risk undergoing colorectal cancer screening. Am J Gastroenterol 2010; 105: 2017-25

（注 19）Rozen P, et al. Risk for colorectal cancer in elderly persons and possible methodologies for their screening. Eur J Gastroenterol Hepatol 2011; 23: 431-7

（注 20) Saito H, et al. Reduction in risk of mortality from colorectal cancer by fecal occult blood screening with immunochemical hemagglutination test. A case-control study. Int J Cancer. 1995;61:465-9.

（注 21）『大腸がん検診ガイドラインガイドブック』より

（注 22）消化器内視鏡関連の偶発症に関する第６回全国調査報告　２００８年～２０１２年までの５年間

（注 23）Winawer SJ, et al. Prevention of colorectal cancer by colonoscopic polypectomy. The National Polyp Study Workgroup. N Engl J Med 1993;329:1977-81.

■第３章　がんとはどう向き合えばいいのか

（注 24）Chodorowski Z et al. Spontaneous regression of cancer--review of

cases from 1988 to 2006. Przegl Lek. 2007;64:380-2.
（注 25）Heikkilä K et al. Work stress and risk of cancer: meta-analysis of 5700 incident cancer events in 116,000 European men and women. BMJ. 2013 7;346:f165.
（注 26）https://ganjoho.jp/reg_stat/statistics/brochure/hosp_c_reg_surv.html
（注 27）https://www.gov.uk/guidance/bowel-cancer-screening-programme-overview
（注 28）http://cancerscreening.gov.au/internet/screening/publishing.nsf/Content/breast-screening-1

著者略歴

一九七二年、東京都に生まれる。医学博士。北海道大学医学部、東京大学医学部大学院卒業。日赤医療センター、東京大学医学部附属病院、山王メディカルセンター内視鏡室長、クリントエグゼクリニック院長などを歴任し、現在は近藤しんたろうクリニック院長。

消化器の専門医として、これまで数多くのがん患者を診療。年間二〇〇〇件以上の内視鏡検査・治療を手掛ける。

特技はマンガを描くことで、マンガやイラストを使い、正しい医療情報をわかりやすく伝えることをモットーとしている。

日本内科学会認定医、日本消化器内視鏡学会指導医、日本人間ドック学会専門医、日本医師会認定産業医などの資格を有する。

著書には『がんで助かる人、助からない人』(旬報社)、『日本一まっとうながん検診の受け方、使い方』(日経BP社)がある。

ブログは「医療のX丁目Y番地」(http://blog.medicalxandy.com)。

胃《い》がん・大腸《だいちょう》がんを治《なお》す、防《ふせ》ぐ！
——最先端医療《さいせんたんいりょう》が命《いのち》を守《まも》る

二〇一九年七月八日　第一刷発行

著者　近藤慎太郎《こんどうしんたろう》
発行者　古屋信吾
発行所　株式会社さくら舎　http://www.sakurasha.com
東京都千代田区富士見一-二-一一　〒一〇二-〇〇七一
電話　営業　〇三-五二一一-六五三三　FAX　〇三-五二一一-六四八一
編集　〇三-五二一一-六四八〇　振替　〇〇一九〇-八-四〇二〇六〇

装丁　石間　淳
イラスト　著者
写真　高山浩数
本文デザイン・組版　株式会社システムタンク（白石知美）
印刷・製本　中央精版印刷株式会社

ISBN978-4-86581-205-3